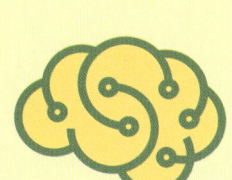

365일 매일매일 두뇌 건강을 위한 활동

하기쉬운 두뇌운동 ②

무송

㈜ 마음생각연구소

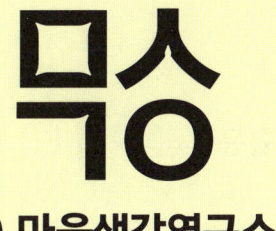

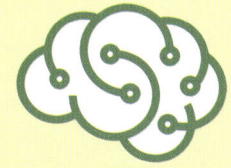
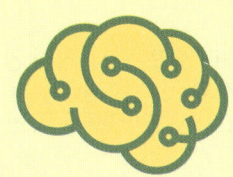

양 은 미

서울벤처대학원대학교 상담학박사
국제영어대학원대학교 영어교재개발학 석사
Pratt Institute 예술학 석사
한국과학기술원 공학사

㈜마음생각연구소 대표
집단상담 전문가, 시니어 교육 전문가

저서)『만다라와 마음챙김』,『매일매일 두뇌튼튼 시리즈』외 다수

하기쉬운 두뇌운동2
365일 매일매일 두뇌 건강을 위한 활동

발행일: 2022년 10월 1일
지은이: 양은미
발행처: 주식회사 마음생각연구소

출판등록: 제 2022-000075호
주소: 서울특별시 강남구 역삼로165 해성빌딩 613호
문의: artfutura@naver.com
홈페이지: www.mindthink.co.kr

© 양은미 2022
*이 책 내용의 전부 또는 일부를 재사용하려면 반드시 저작권자의 동의를 받아야 합니다.
*이 책에는 디올연구소가 개발한 저시력자와 노안자를 위한
  국내 최초 상용 유니버설디자인 서체 '디올폰트'가 사용되었습니다.

하기쉬운 두뇌운동 2

365일 매일매일 두뇌 건강을 위한 활동

목차

Week 1

1. 날짜 시간 덧셈 곱셈·주렁주렁 끝말잇기·지난주 스케줄 10
2. 날짜 시간 덧셈 곱셈·사진 속 물건 찾기·마음을 위한 보약 14
3. 날짜 시간 덧셈 곱셈·숫자 이어 그림 완성·지난주 스케줄 18
4. 날짜 시간 덧셈 곱셈·나만의 요리 레시피·마음을 위한 보약 22
5. 날짜 시간 덧셈 곱셈·글 속의 도형 찾기·지난주 스케줄 26

Week 2

6. 날짜 시간 덧셈 곱셈·숨은 글자 찾기·마음을 위한보약 32
7. 날짜 시간 덧셈 곱셈·암호풀이 덧셈 곱셈·지난주 스케줄 36
8. 날짜 시간 덧셈 곱셈·그림자 찾기·마음을 위한 보약 40
9. 날짜 시간 덧셈 곱셈·좌우 그림 세기·지난주 스케줄 44
10. 날짜 시간 덧셈 곱셈·만다라 색칠하기·마음을 위한 보약 48

Week 3

11. 날짜 시간 덧셈 곱셈·주렁주렁 끝말잇기·지난주 스케줄 54
12. 날짜 시간 덧셈 곱셈·장바구니 계산하기·마음을 위한 보약 58
13. 날짜 시간 덧셈 곱셈·꼬불꼬불 미로 찾기·지난주 스케줄 62
14. 날짜 시간 덧셈 곱셈·수수께끼 연산·마음을 위한 보약 66
15. 날짜 시간 덧셈 곱셈·글 속의 도형 찾기·지난주 스케줄 70

Week 4

16. 날짜 시간 덧셈 곱셈·숨은 글자 찾기·마음을 위한 보약 76
17. 날짜 시간 덧셈 곱셈·숫자 따라 미로 찾기·지난주 스케줄 80
18. 날짜 시간 덧셈 곱셈·사자성어 초성게임·마음을 위한 보약 84
19. 날짜 시간 덧셈 곱셈·종류별 개수 세기·지난주 스케줄 88
20. 날짜 시간 덧셈 곱셈·만다라 색칠하기·마음을 위한 보약 92

Week 5

21. 날짜 시간 덧셈 곱셈·주렁주렁 끝말잇기·지난주 스케줄 98
22. 날짜 시간 덧셈 곱셈·사진 속 색깔 찾기·마음을 위한 보약 102
23. 날짜 시간 덧셈 곱셈·숫자 이어 그림 완성·지난주 스케줄 106
24. 날짜 시간 덧셈 곱셈·종류별 개수 세기·마음을 위한 보약 110
25. 날짜 시간 덧셈 곱셈·글 속의 도형 찾기·지난주 스케줄 114

Week 6

26. 날짜 시간 덧셈 곱셈·숨은 글자 찾기·마음을 위한보약 120
27. 날짜 시간 덧셈 곱셈·암호풀이 덧셈 곱셈·지난주 스케줄 124
28. 날짜 시간 덧셈 곱셈·그림자 찾기·마음을 위한 보약 128
29. 날짜 시간 덧셈 곱셈·좌우 그림 세기·지난주 스케줄 132
30. 날짜 시간 덧셈 곱셈·만다라 색칠하기·마음을 위한 보약 136

Week 7

31. 날짜 시간 덧셈 곱셈·주렁주렁 끝말잇기·지난주 스케줄 142
32. 날짜 시간 덧셈 곱셈·나만의 요리 레시피·마음을 위한 보약 146
33. 날짜 시간 덧셈 곱셈· 꼬불꼬불 미로 찾기·지난주 스케줄 150
34. 날짜 시간 덧셈 곱셈·수수께끼 연산·마음을 위한 보약 154
35. 날짜 시간 덧셈 곱셈·글 속의 도형 찾기·지난주 스케줄 158

Week 8

36. 날짜 시간 덧셈 곱셈·숨은 글자 찾기·마음을 위한 보약 164
37. 날짜 시간 덧셈 곱셈·숫자 따라 미로 찾기·지난주 스케줄 168
38. 날짜 시간 덧셈 곱셈·사자성어 초성게임·마음을 위한 보약 172
39. 날짜 시간 덧셈 곱셈·종류별 개수 세기·지난주 스케줄 176
40. 날짜 시간 덧셈 곱셈·만다라 색칠하기·마음을 위한 보약 180

날짜 시간 덧셈 곱셈 활동 방법

이 활동은 매번 활동을 시작할 때 5분에서 10분 정도 진행하는 좌뇌 운동입니다.
다음의 방법으로 활동을 합니다.

1. 가운데 표 첫째 줄에 연도를 쓰고, 둘째 줄에 날짜, 셋째 줄에 현재 시각을 씁니다.
   이때 날짜와 시각이 한 자리 숫자면 0을 넣어 두 자리로 씁니다.
   (예: 6월 1일인 경우 때 0601, 오후 2시 5분인 경우 1405)

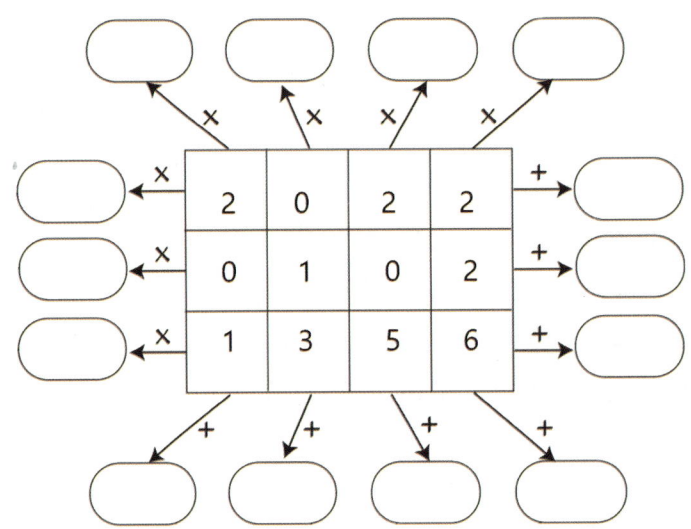

2. 각각의 가로줄의 4개 숫자를 더하여 오른쪽에 쓰고, 곱하여 왼쪽에 씁니다.
   (주의: 곱셈에서 0은 1로 변경하여 곱합니다.)

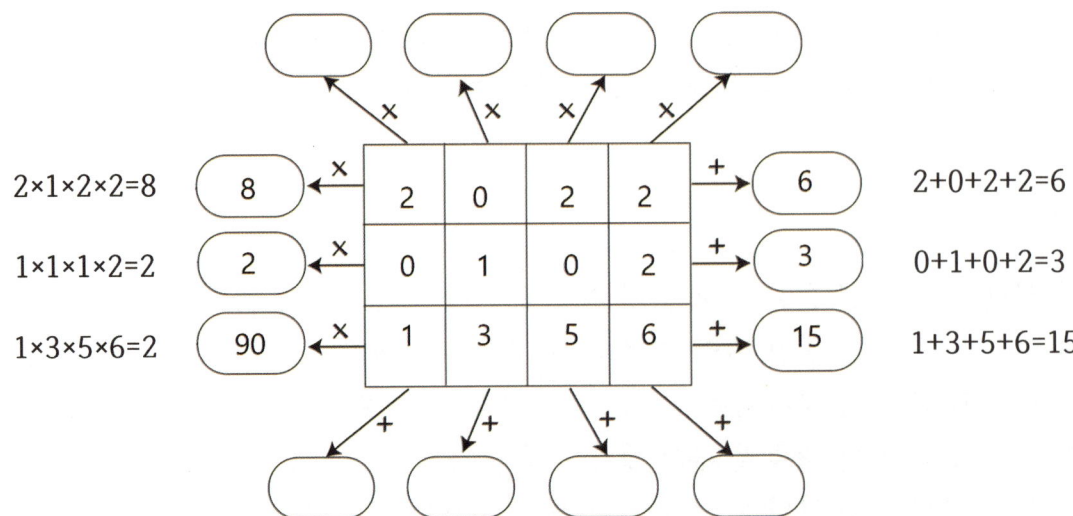

3. 각각의 세로줄의 3개 숫자를 더하여 아래쪽에 쓰고, 곱하여 위쪽에 씁니다.
   (주의: 곱셈에서 0은 1로 변경하여 곱합니다.)

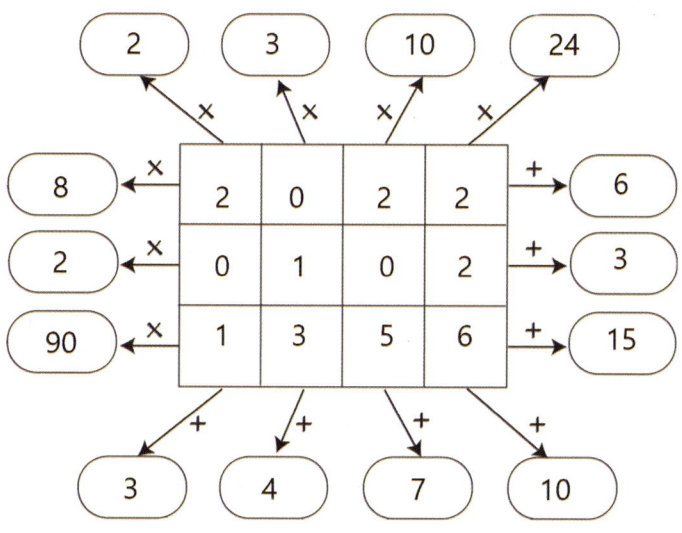

2×1×1=2   1×1×3=3   2×1×5=10   2×2×6=24

2+0+1=3   0+1+3=4   2+0+5=7   2+2+6=10

Week 1

1. 날짜 시간 덧셈 곱셈·주렁주렁 끝말잇기·지난주 스케줄
2. 날짜 시간 덧셈 곱셈·사진 속 물건 찾기·마음을 위한 보약
3. 날짜 시간 덧셈 곱셈·숫자 이어 그림 완성·지난주 스케줄
4. 날짜 시간 덧셈 곱셈·나만의 요리 레시피·마음을 위한 보약
5. 날짜 시간 덧셈 곱셈·글 속의 도형 찾기 지난주 스케줄

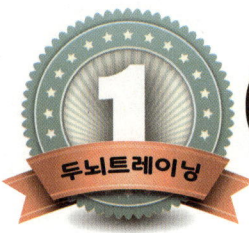

날짜 시간 덧셈 곱셈

년   월   일

현재 날짜와 시각을 사용하여 '날짜 시간 덧셈 곱셈' 활동을 합니다.
계산한 뒤, 계산기로 정답을 확인합니다.

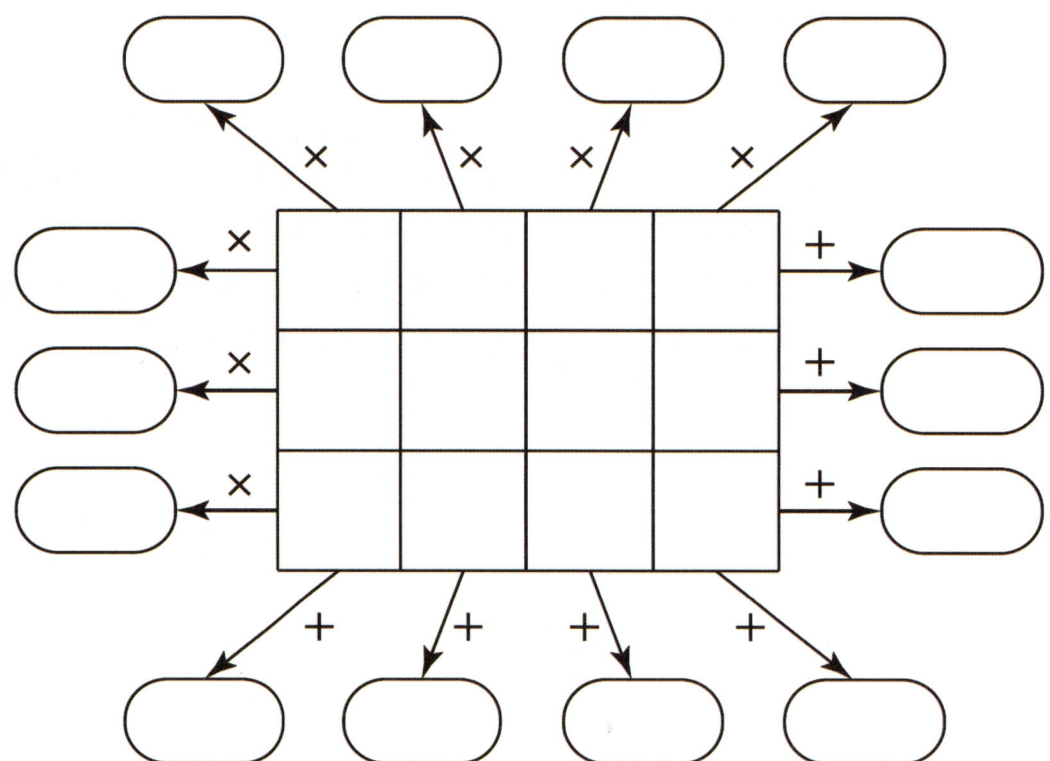

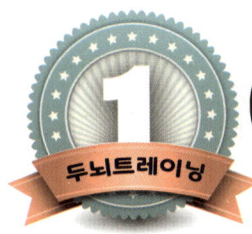

주렁주렁 끝말잇기

주의집중
언어표현
단어구성

처음 주어진 단어의 마지막 문자로 시작하는 단어를 사용하여 끝말잇기를 합니다.
다음의 <보기>처럼 할 수 있는 만큼 계속해 봅니다.

<보기>
잉어 → 어부 → 부자 → 자동차 → 차양 → 양장피 → 피망 → 망치 → …

대구 → ( ) → ( ) → ( )

원산 → ( ) → ( ) → ( )

경포대 → ( ) → ( ) → ( )

수원 → ( ) → ( ) → ( )

예시답안 참조

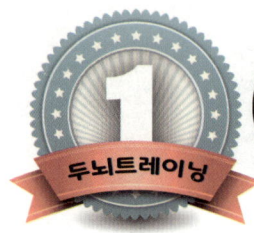

지난주 스케줄

지난주에 만났던 사람 이름과 장소 그리고 함께 한 일을 적어봅니다.

만난 사람 이름 :

만난 장소 :

만나서 함께 한 일 :

[예시답안]

각자 생각에 따라 다른 답안이 나올 수 있습니다.

대구 → (구 술) → (술 통) → (통 장)

원산 → (산 장) → (장 화) → (화 물)

경포대 → (대 리 석) → (석 회 암) → (암 실)

수원 → (원 화) → (화 실) → (실 물)

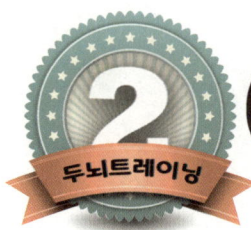

날짜 시간 덧셈 곱셈

지남력
연산능력
작업기억력

_____ 년   월   일

현재 날짜와 시각을 사용하여 '날짜 시간 덧셈 곱셈' 활동을 합니다.
계산한 뒤, 계산기로 정답을 확인합니다.

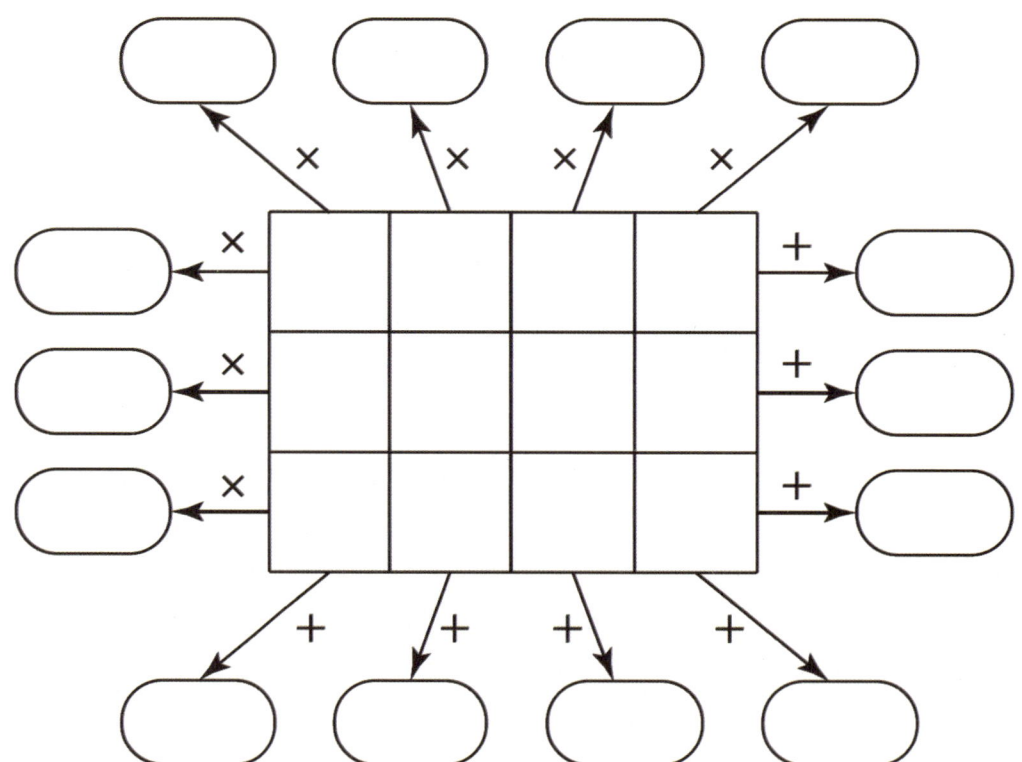

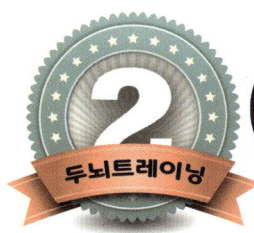

사진 속 물건 찾기

주의집중
기억력
언어표현

아래 사진 속에 물건과 가구를 보이는 대로 다 찾아 적어봅니다.

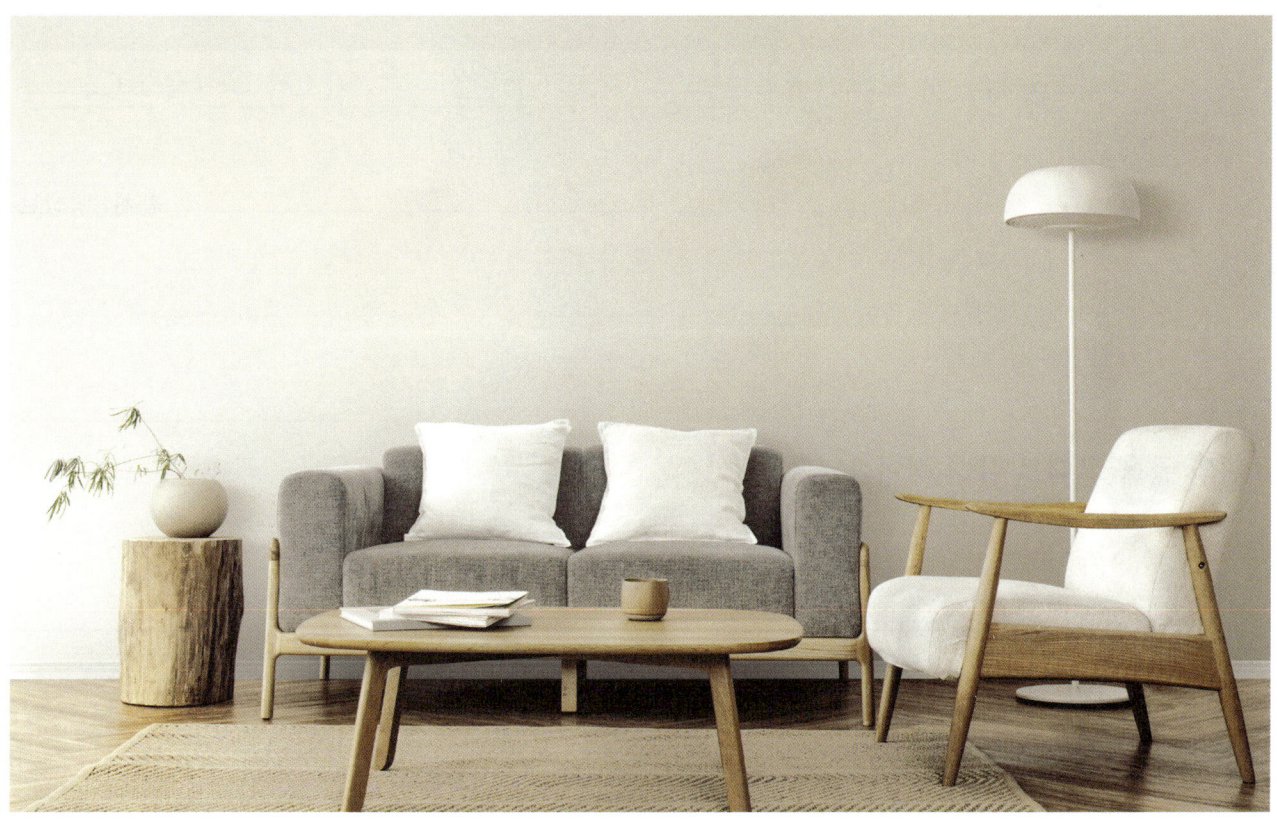

예시답안 참조

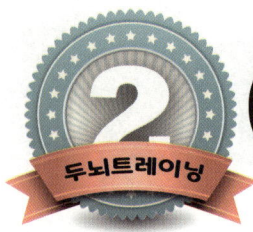

마음을 위한 보약

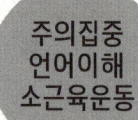

문장을 천천히 읽고 글자를 따라 써 봅니다.

배우고자 하는 마음은 몸을 이루는 중심이요, 배움을 실천하며 사는 사람은 세상의 중심이 됩니다.

출처: 명심보감

위의 글을 그대로 다시 적어봅니다.

[예시답안]

소파, 쿠션, 화분, 탁자, 책, 컵, 카펫, 의자, 전등, 나무탁자

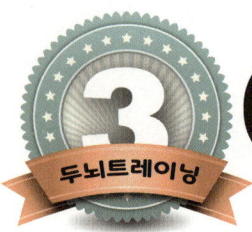

날짜 시간 덧셈 곱셈

지남력
연산능력
작업기억력

_____ 년   월   일

현재 날짜와 시각을 사용하여 '날짜 시간 덧셈 곱셈' 활동을 합니다.
계산한 뒤, 계산기로 정답을 확인합니다.

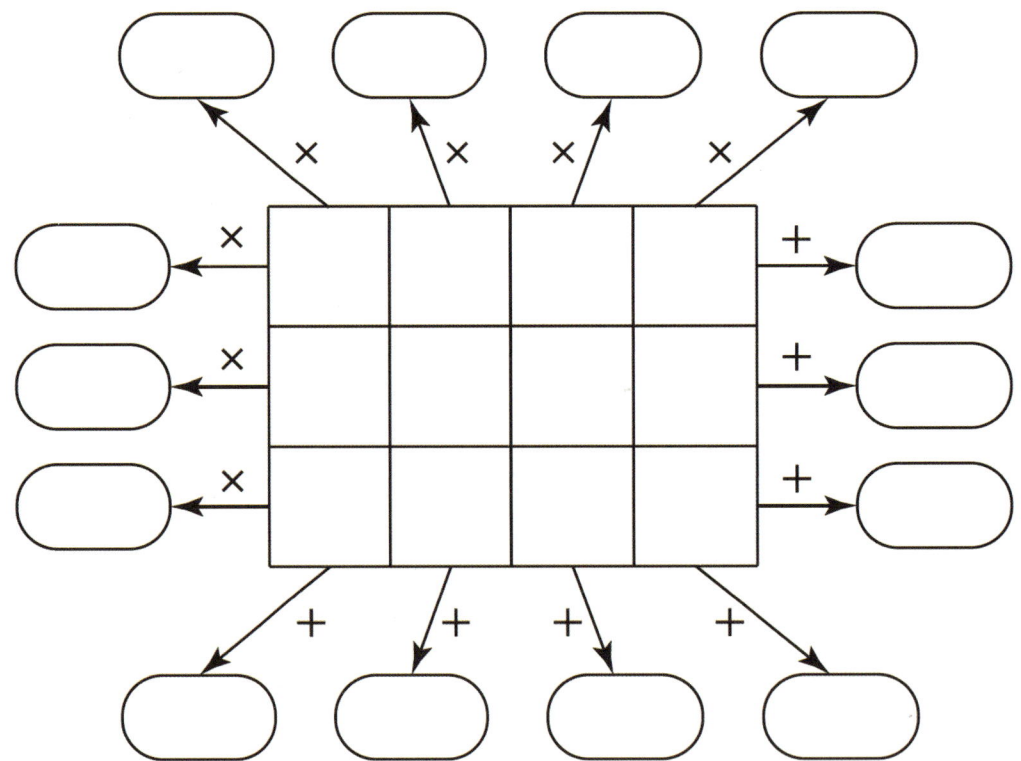

3 두뇌트레이닝

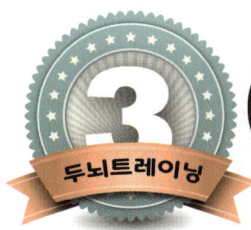

숫자 이어 그림 완성

주의집중
기억력
문제해결

1에서 35까지 숫자를 순서대로 이어가며 그림을 완성합니다. 무엇이 나왔을까요?
이미지가 완성되면 색칠합니다.

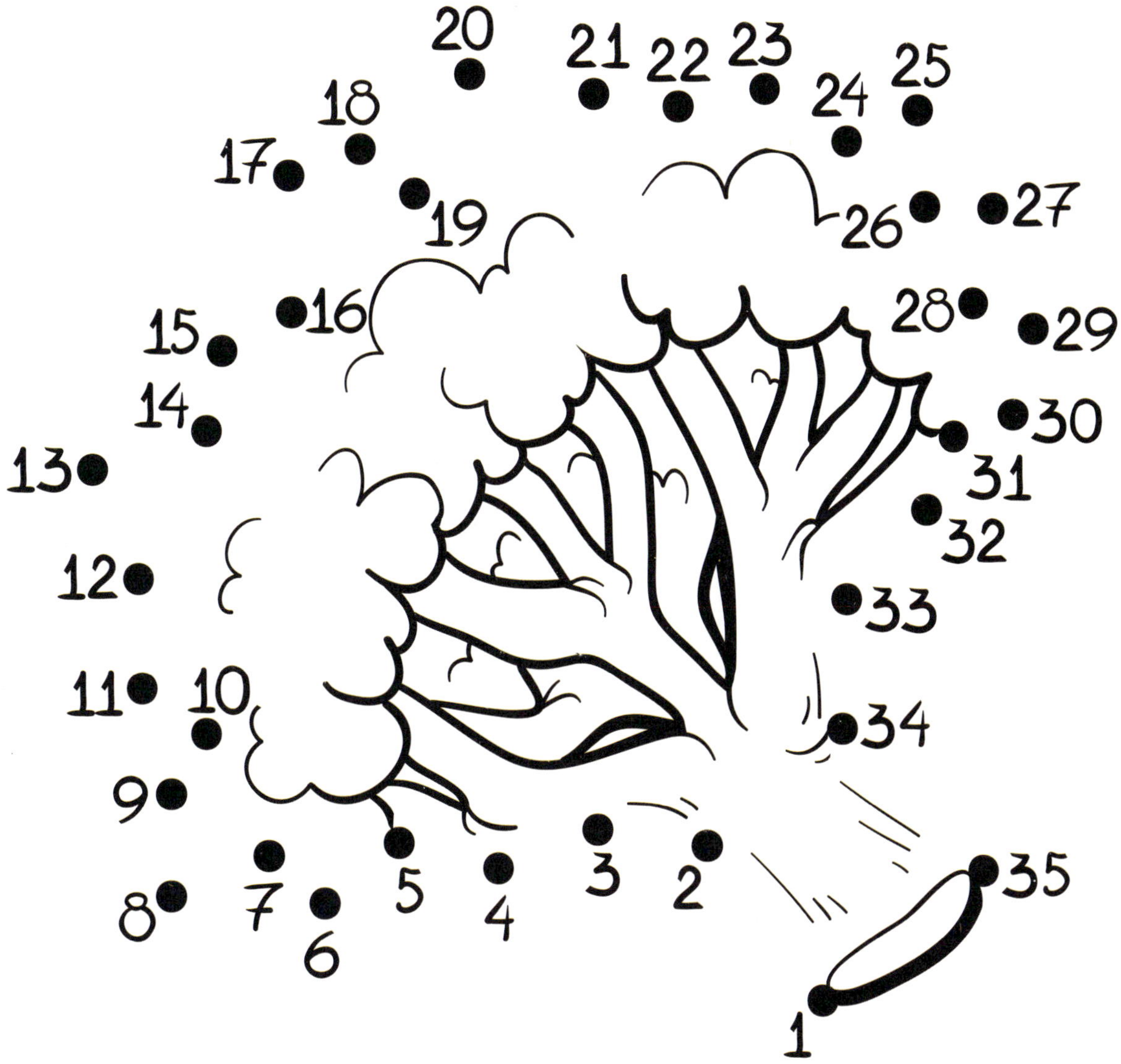

예시답안 참조

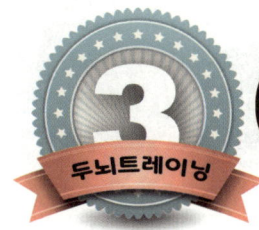

지난주 스케줄

기억력
지남력
언어표현

지난주에 만났던 사람 이름과 장소 그리고 함께 한 일을 적어봅니다.

만난 사람 이름 :

만난 장소 :

만나서 함께 한 일 :

[**예시답안**]

브로콜리입니다.

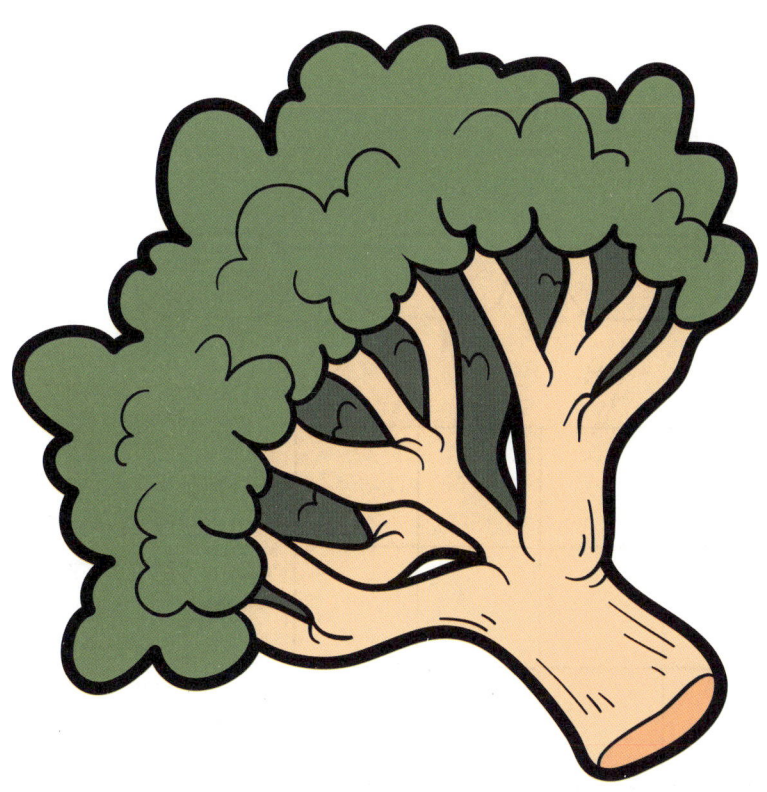

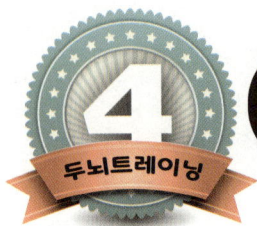

날짜 시간 덧셈 곱셈

_____ 년 월 일

지남력
연산능력
작업기억력

현재 날짜와 시각을 사용하여 '날짜 시간 덧셈 곱셈' 활동을 합니다.
계산한 뒤, 계산기로 정답을 확인합니다.

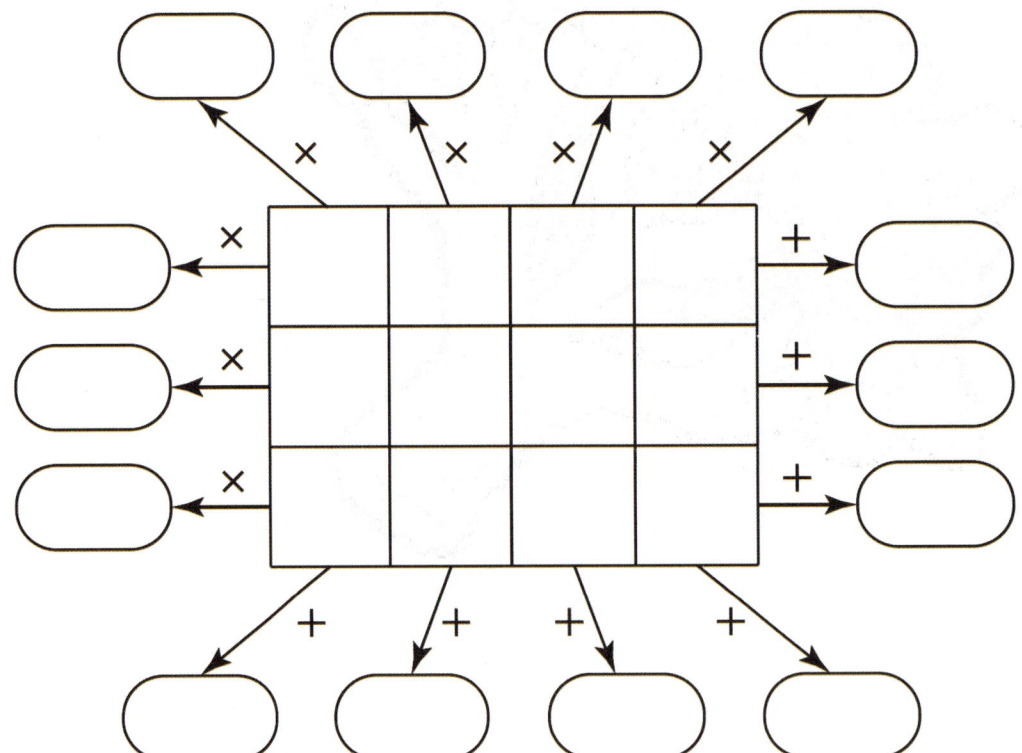

4 두뇌트레이닝

나만의 요리 레시피

주의집중
언어표현
문제해결

아래 재료들의 이름을 적어보고, 각자 비빔밥을 만들 때 사용하는 재료를 말해봅니다.

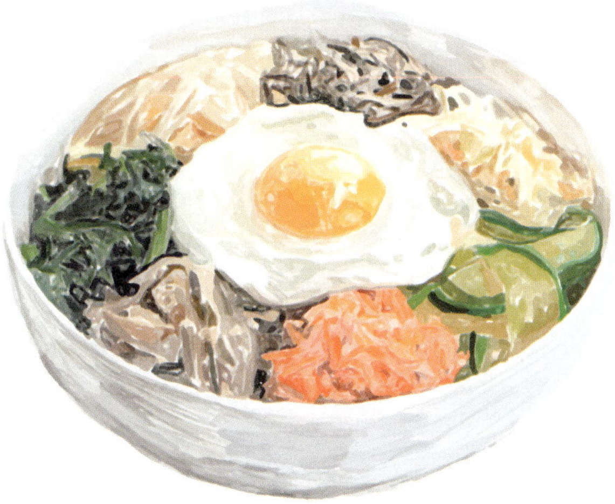

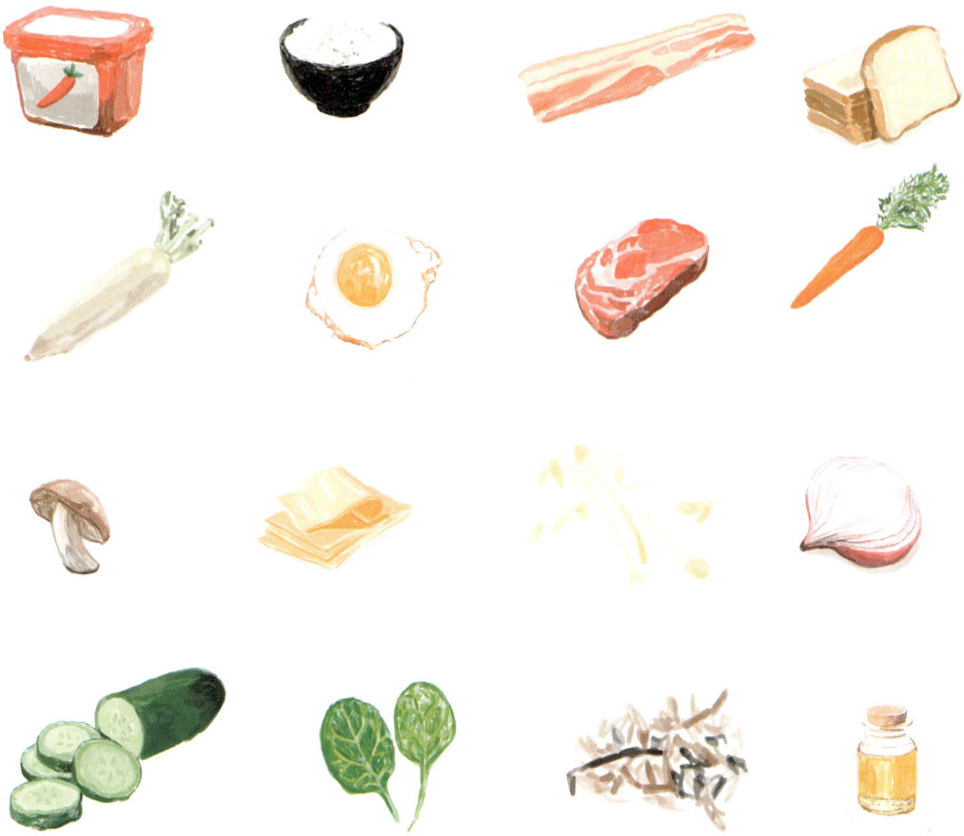

예시답안 참조

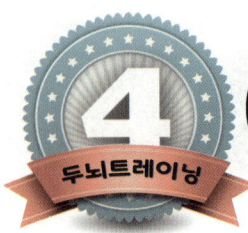

마음을 위한 보약

주의집중
언어이해
소근육운동

문장을 천천히 읽고 글자를 따라 써 봅니다.

악한 일을 도모하면서도 남이 알게 될 것을 염려하는 것은, 악함 속에도 선의 모습이 있다는 것이다.

출처: 명심보감

위의 글을 그대로 다시 적어봅니다.

_____

_____

_____

[예시답안]

무생채, 쇠고기 볶은 것, 버섯 볶음, 시금치, 고사리, 콩나물을 밥 위에 올리고 달걀프라이를 올린다. 고추장과 참기름을 넣고 골고루 섞이도록 비벼 완성한다.

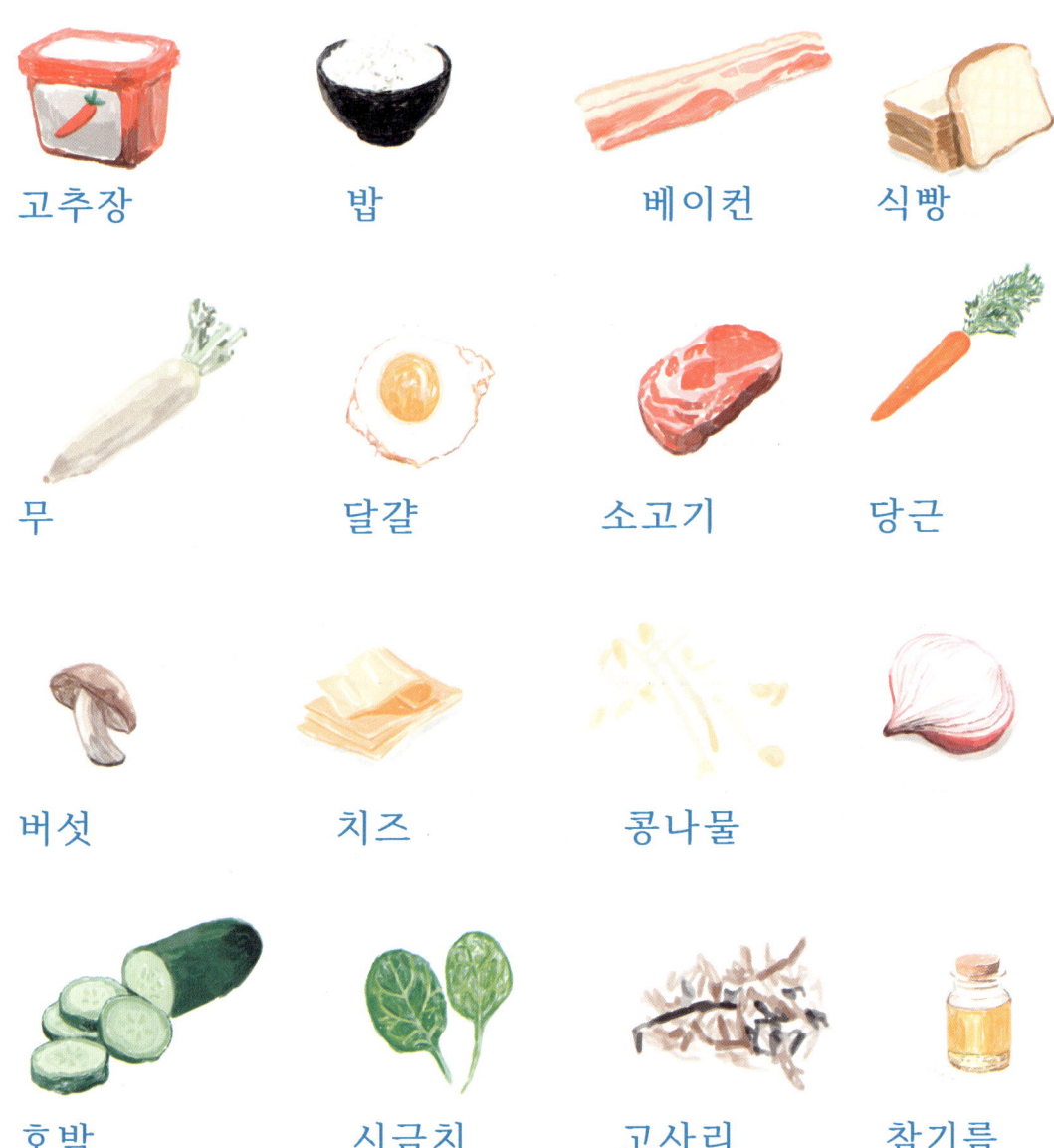

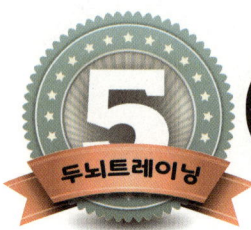

날짜 시간 덧셈 곱셈

지남력
연산능력
작업기억력

_____ 년 _____ 월 _____ 일

현재 날짜와 시각을 사용하여 '날짜 시간 덧셈 곱셈' 활동을 합니다.
계산한 뒤, 계산기로 정답을 확인합니다.

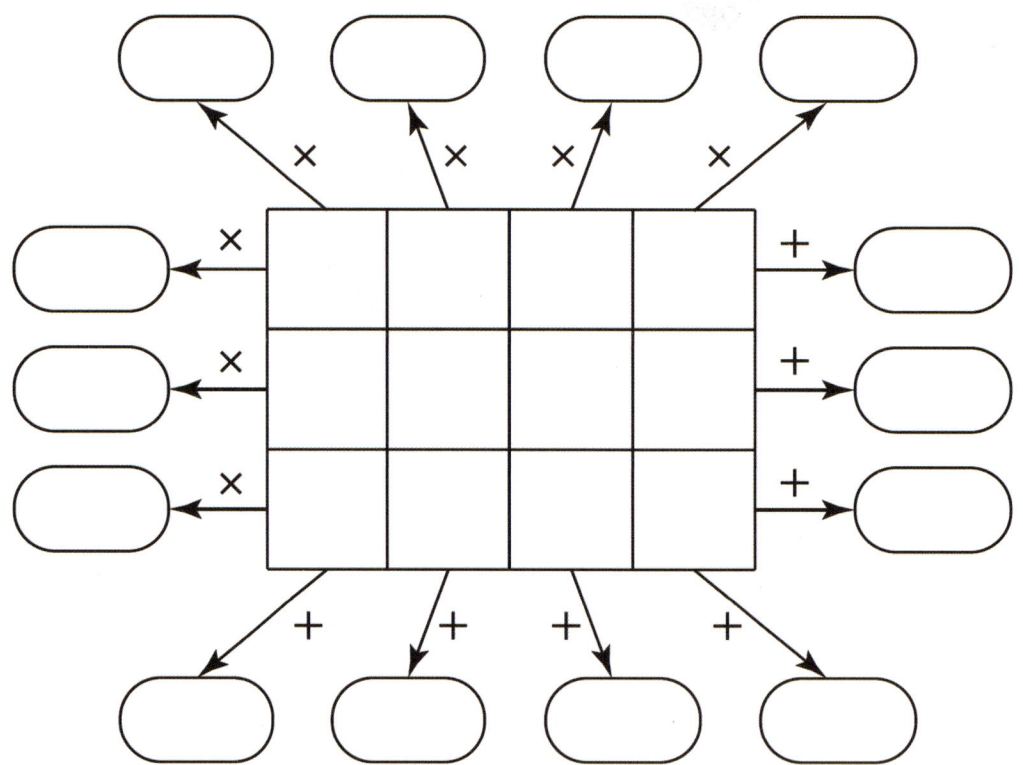

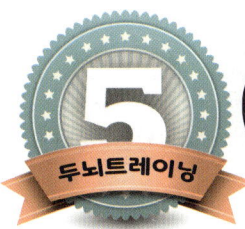

글 속의 도형 찾기

주의집중
언어이해
기억력

아래 글을 읽으면서 글자 '이'를 찾아 동그라미를 하고, 동그라미 3개씩 이어서 삼각형을 여러 개 만들어 봅니다.

일상생활에서 실천하기 쉬운 치매 예방 활동

전 세계적으로 코로나19가 장기화되면서 우리 삶에도 빨간불이 켜졌다. 외부 활동을 많이 할 수 없어서 모임이 취소되는 등 대인관계가 줄어들면서 답답함과 우울감을 호소하는 사람들이 많아졌다. 특히, 노인들의 우울감은 치매를 악화시킬 수 있기 때문에 경계해야 한다. 여기에 운동 감소와 배달음식 및 인스턴트 음식 섭취의 증가도 치매를 악화시킬 수 있다. 그렇다면 이런 코로나 시대에 치매를 예방하기 위해서는 어떻게 해야 할까?

우선 치매를 예방하려면 채소를 많이 섭취해야 한다. 전 세계적으로 인정받은 치매 예방 음식으로는 샐러드, 연어, 아보카도, 방울양배추, 두부, 강황 등이 있다. 이들 식품은 모두 항산화 성분이 풍부하거나 혈관 건강을 개선하는 지방산이 들어 있다. 이외에도 치매에 좋은 영양소가 풍부한 과일을 샐러드와 함께 먹으면 맛과 건강을 함께 챙길 수 있다.

이렇게 채소를 많이 섭취하는 것과 더불어 단 음식은 적게 섭취해야 한다. 특히, 어르신들은 혈당이 높은 음식을 자주 먹으면 당뇨에 걸릴 위험이 커진다. 당뇨병 환자들은 비당뇨인들에 비해 혈관성치매의 발생 위험이 2배 이상 높은 것으로 알려졌다. 또한 알츠하이머병의 발생 위험도 1.6배나 높다. 무엇보다 코로나 시대에 우울감을 단 음식으로 해소하려는 습관은 특히 조심해야 한다.

이러한 음식 조절 외에도 정기적인 대외활동을 하는 것이 바람직하다. 코로나가 장기화되면서 각종 모임들이 많이 줄었지만, 사람들과 정기적으로 자주 만나는 것은 치매 예방에 큰 도움이 된다. 왜냐하면 대화나 새로운 자극이 뇌신경 세포를 자극하고 혈류량을 증가시키기 때문이다. 따라서 주변 사람들과의 정기적인 만남을 지속하는 것은 매우 중요하고, 코로나 때문에 대면 모임이 어려운 상황이라면 가족 및 친구들과 전화나 영상 통화를 적극적으로 활용하는 것도 좋은 방법이다.

참고자료:「치매 무서우면 채소는 많이~ '이 음식' 조금 드세요」, 2022.07.19., 헬스조선

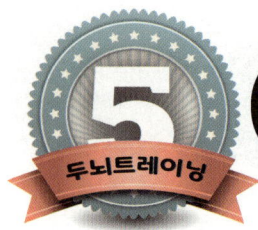

지난주 스케줄

기억력 지남력 언어표현

지난주에 만났던 사람 이름과 장소 그리고 함께 한 일을 적어봅니다.

만난 사람 이름 :

만난 장소 :

만나서 함께 한 일 :

NOTE

Week 2

6. 날짜 시간 덧셈 곱셈·숨은 글자 찾기·마음을 위한 보약
7. 날짜 시간 덧셈 곱셈·암호풀이 덧셈 곱셈·지난주 스케줄
8. 날짜 시간 덧셈 곱셈·그림자 찾기·마음을 위한 보약
9. 날짜 시간 덧셈 곱셈·좌우 그림 세기·지난주 스케줄
10. 날짜 시간 덧셈 곱셈·만다라 색칠하기·마음을 위한 보약

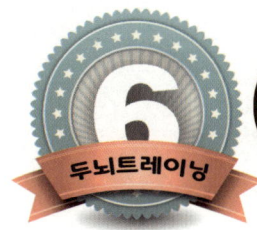

날짜 시간 덧셈 곱셈

_____ 년   월   일

현재 날짜와 시각을 사용하여 '날짜 시간 덧셈 곱셈' 활동을 합니다.
계산한 뒤, 계산기로 정답을 확인합니다.

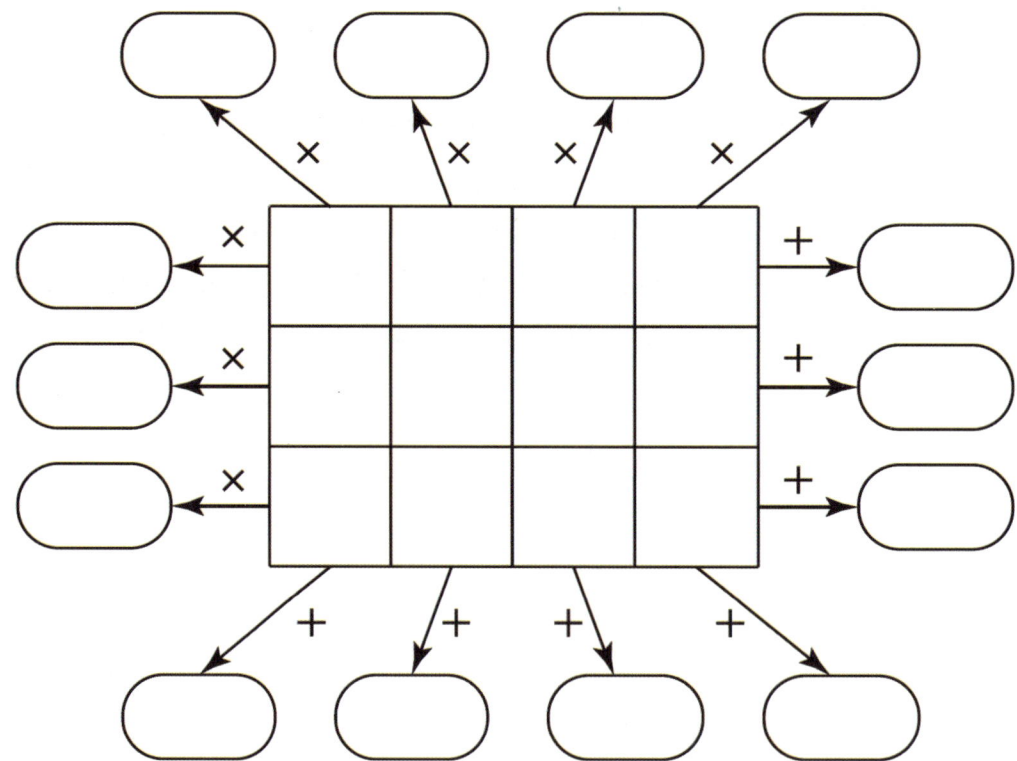

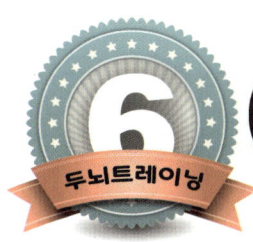

숨은 글자 찾기

주의집중
단어구성
문제해결

단어 퍼즐판에서 가로, 세로, 대각선으로 다음 단어들을 찾아봅니다.

| 정기예금 | 상부상조 | 물레바퀴 | 정리정돈 | 모래시계 | 화개장터 |
| 소원성취 | 금리인하 | 인산인해 | 하루일과 | 물가인상 | 인기가요 |

정	기	예	금	토	물	레	바	퀴
리	금	가	리	일	가	월	목	화
정	산	화	인	산	인	해	가	다
돈	소	목	하	나	상	부	상	조
금	일	요	수	루	라	가	마	루
인	기	가	요	구	일	우	수	소
물	원	칙	소	문	무	과	수	원
화	개	장	터	수	리	구	노	성
수	지	모	래	시	계	화	금	취

예시답안 참조

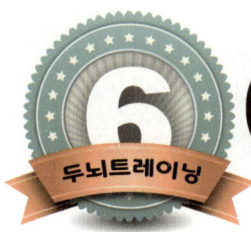

마음을 위한 보약

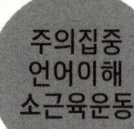

문장을 천천히 읽고 글자를 따라 써 봅니다.

선하지 못 한 일로 세상에 이름을 떨친 자는, 비록 사람이 징벌치 못하여도 하늘은 반드시 그를 베어 버릴 것이다.

출처: 명심보감

위의 글을 그대로 다시 적어봅니다.

___
___
___
___

[예시답안]

정	기	예	금	토	물	레	바	퀴
리	금	가	리	일	가	월	목	화
정	산	화	인	산	인	해	가	다
돈	소	목	하	나	상	부	상	조
금	일	요	수	루	라	가	마	루
인	기	가	요	구	일	우	수	소
물	원	칙	소	문	무	과	수	원
화	개	장	터	수	리	구	노	성
수	지	모	래	시	계	화	금	취

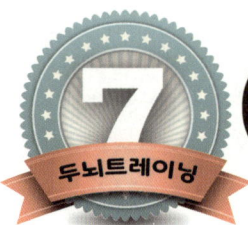

날짜 시간 덧셈 곱셈

지남력
연산능력
작업기억력

_____ 년   월   일

현재 날짜와 시각을 사용하여 '날짜 시간 덧셈 곱셈' 활동을 합니다.
계산한 뒤, 계산기로 정답을 확인합니다.

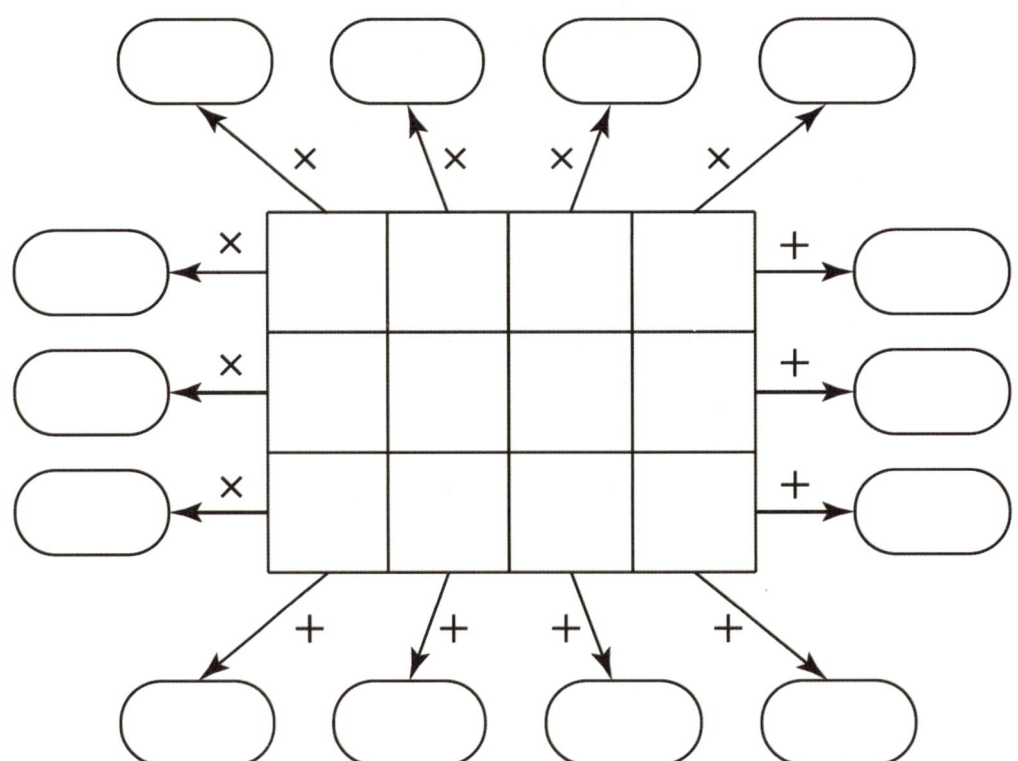

암호풀이 덧셈 곱셈

사물에 해당하는 숫자로 변경하여 수식을 완성하고 계산합니다.

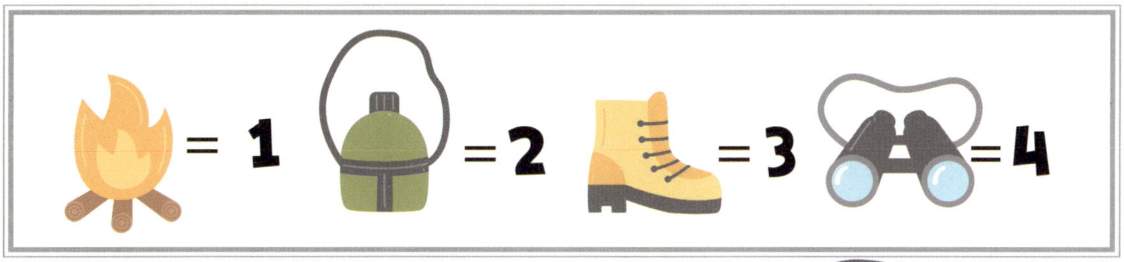

🔥 = 1   🧴 = 2   👢 = 3   🔭 = 4

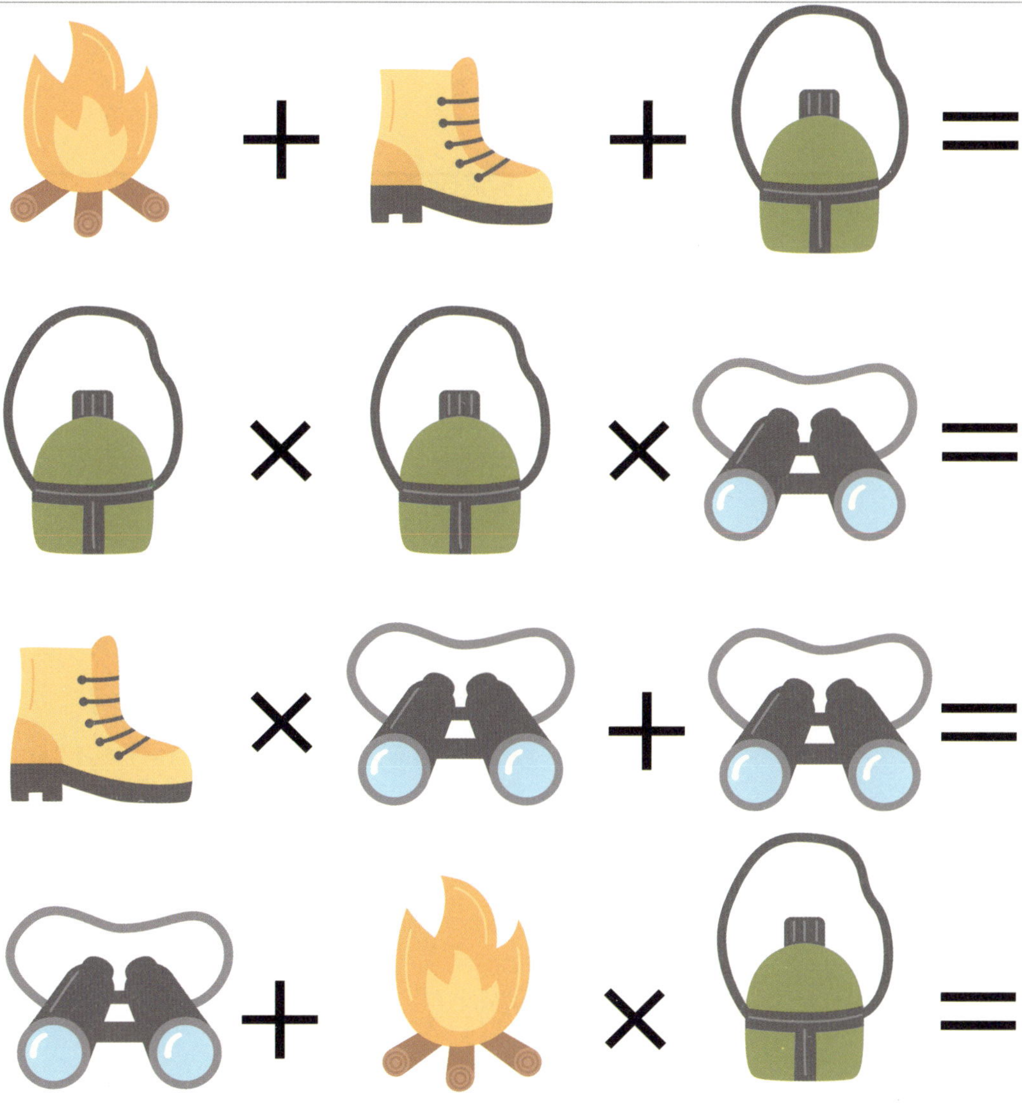

🔥 + 👢 + 🧴 =

🧴 × 🧴 × 🔭 =

👢 × 🔭 + 🔭 =

🔭 + 🔥 × 🧴 =

예시답안 참조

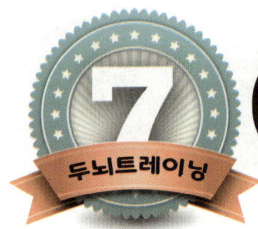

지난주 스케줄

기억력
지남력
언어표현

지난주에 만났던 사람 이름과 장소 그리고 함께 한 일을 적어봅니다.

만난 사람 이름 :

만난 장소 :

만나서 함께 한 일 :

[예시답안]

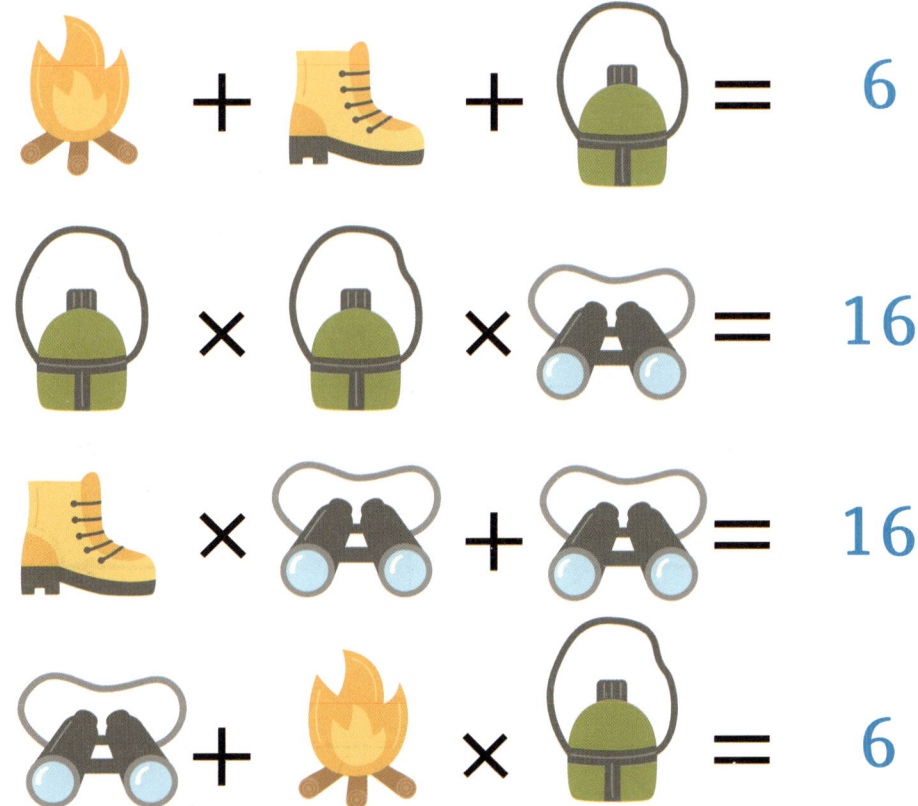

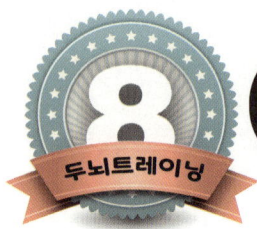

날짜 시간 덧셈 곱셈

_____ 년 월 일

현재 날짜와 시각을 사용하여 '날짜 시간 덧셈 곱셈' 활동을 합니다. 계산한 뒤, 계산기로 정답을 확인합니다.

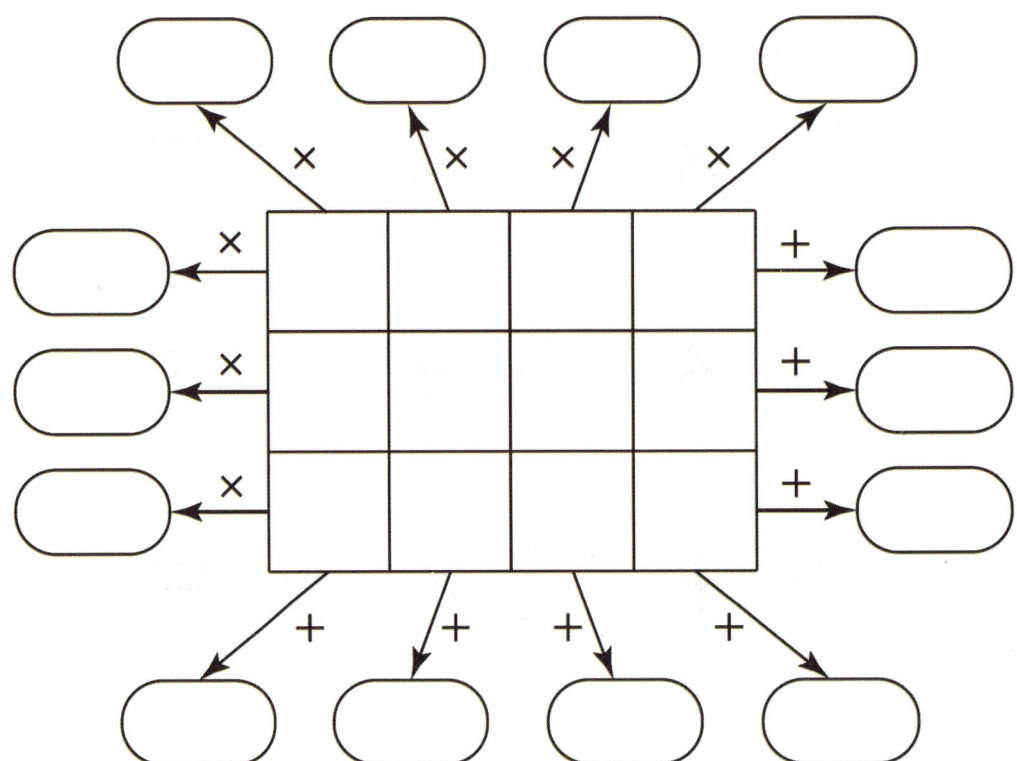

두뇌트레이닝 8

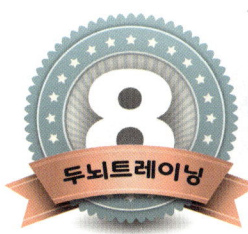

그림자 찾기

주의집중
연상기능
작업기억

낚시하는 아이의 그림자를 찾아봅니다.

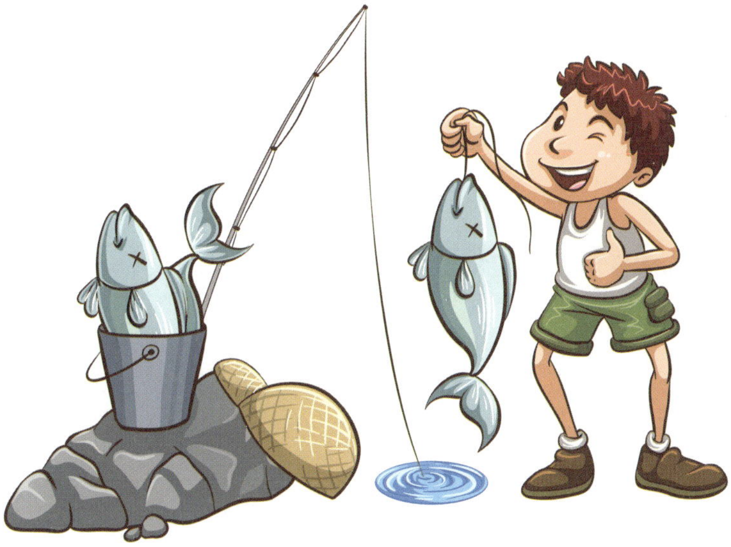

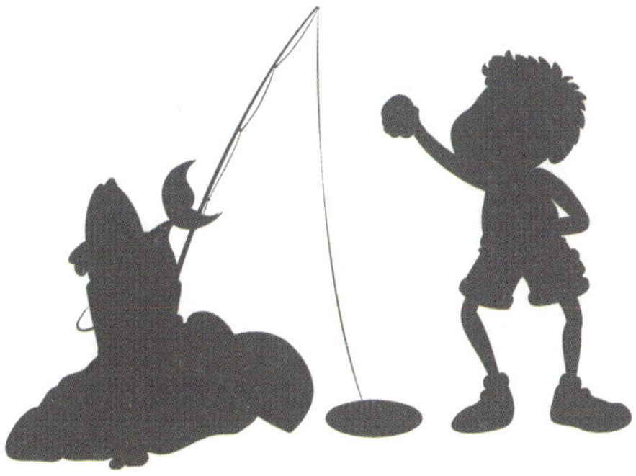

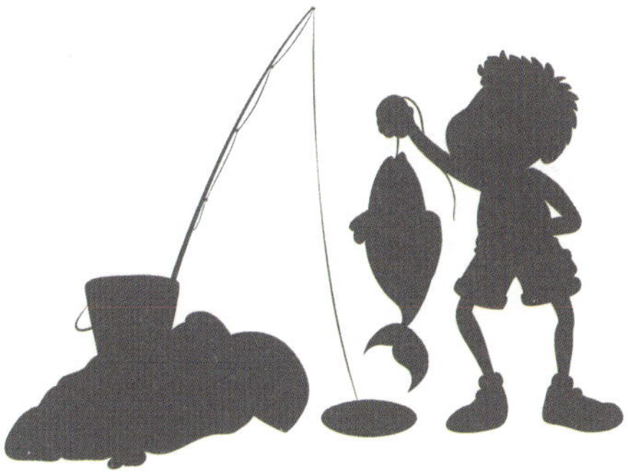

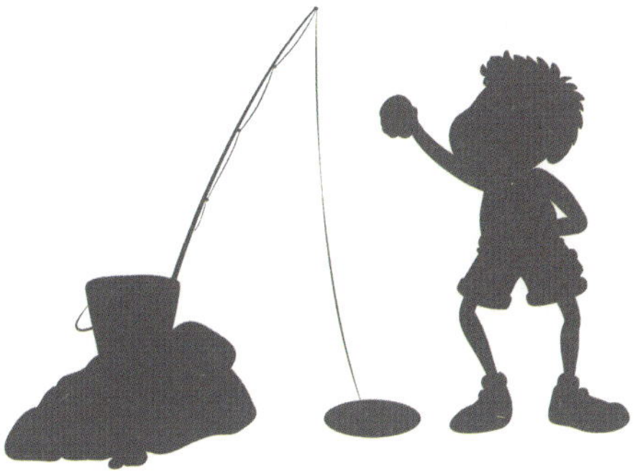

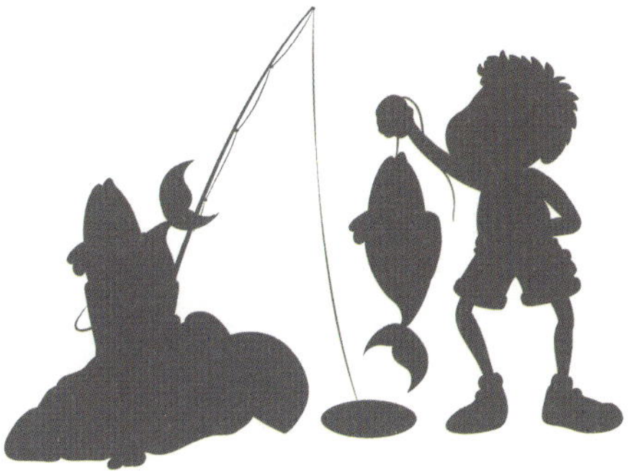

예시답안 참조

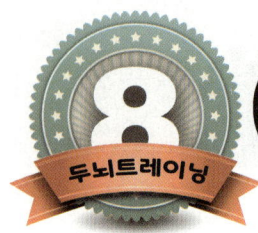

마음을 위한 보약

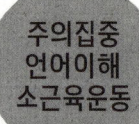

문장을 천천히 읽고 글자를 따라 써 봅니다.

남을 비방하고 헐뜯기 좋아하는 사람의 말은 마치 조각구름이 해를 가림과 같다. 오래지 않아 그들의 얕은 말이 절로 밝혀진다.

출처: 명심보감

위의 글을 그대로 다시 적어봅니다.

___

___

___

___

[예시답안]

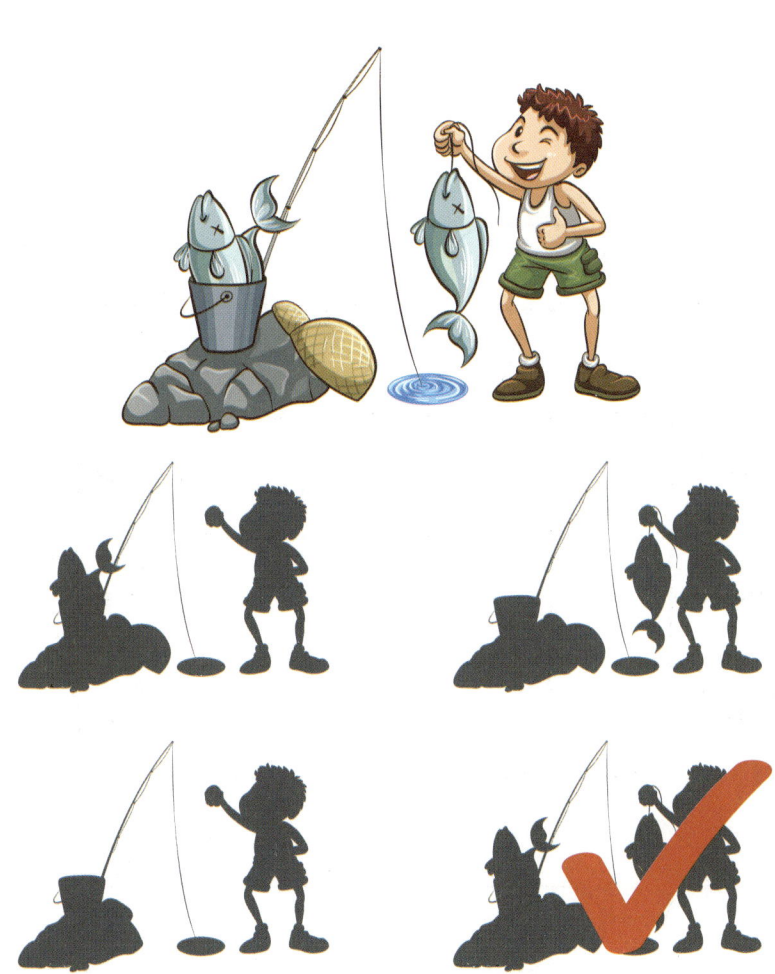

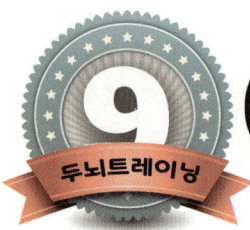

날짜 시간 덧셈 곱셈

지남력
연산능력
작업기억력

_____ 년   월   일

현재 날짜와 시각을 사용하여 '날짜 시간 덧셈 곱셈' 활동을 합니다.
계산한 뒤, 계산기로 정답을 확인합니다.

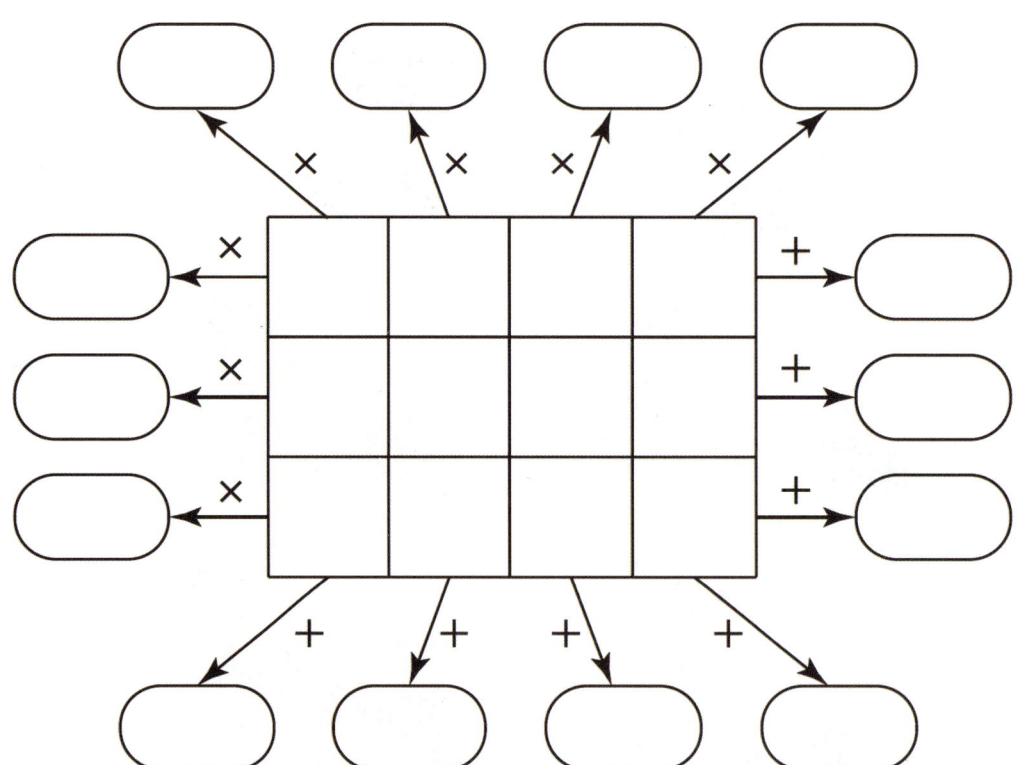

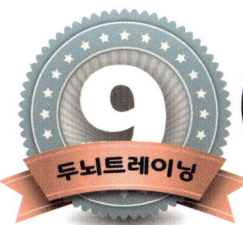

좌우 그림 세기

왼쪽을 바라보는 닭의 개수를 세어 왼쪽 빈칸에 적고, 오른쪽을 바라보는 닭의 개수를 세어 오른쪽 빈칸에 적습니다.

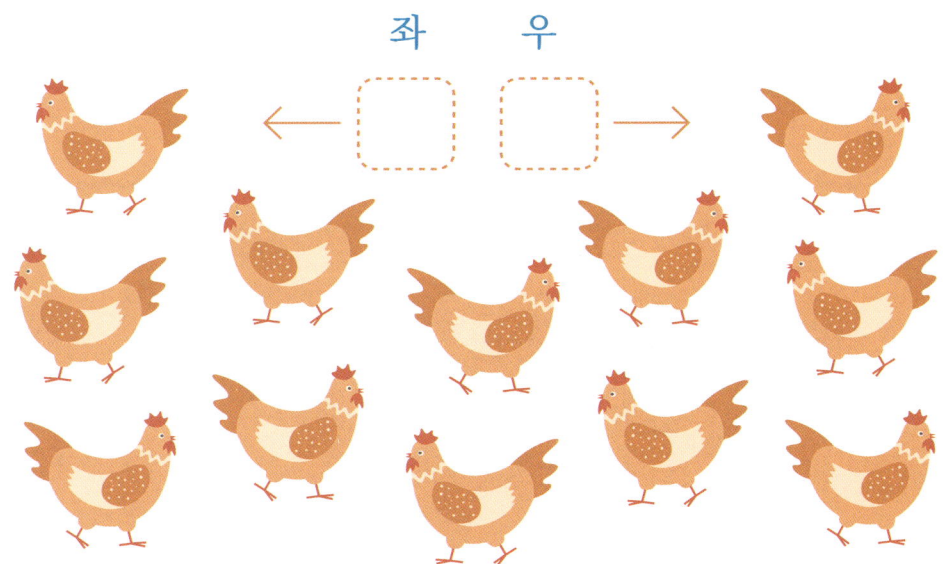

예시답안 참조

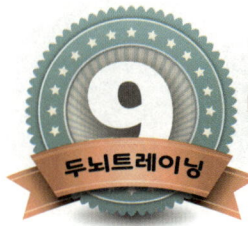

지난주 스케줄

기억력
지남력
언어표현

지난주에 만났던 사람 이름과 장소 그리고 함께 한 일을 적어봅니다.

만난 사람 이름 :

만난 장소 :

만나서 함께 한 일 :

[예시답안]

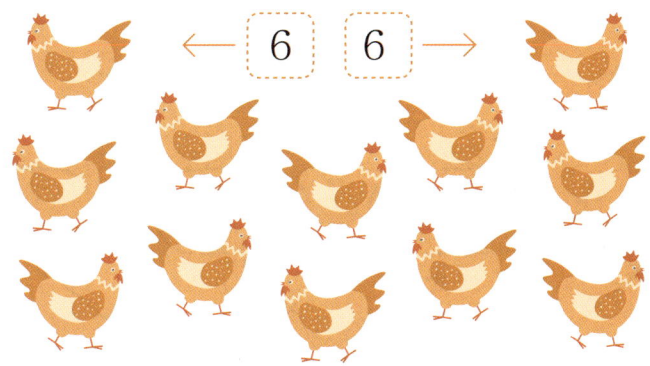

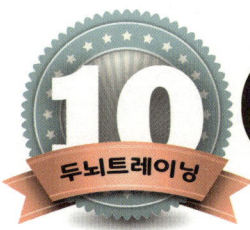

날짜 시간 덧셈 곱셈

_____ 년 월 일

지남력
연산능력
작업기억력

현재 날짜와 시각을 사용하여 '날짜 시간 덧셈 곱셈' 활동을 합니다.
계산한 뒤, 계산기로 정답을 확인합니다.

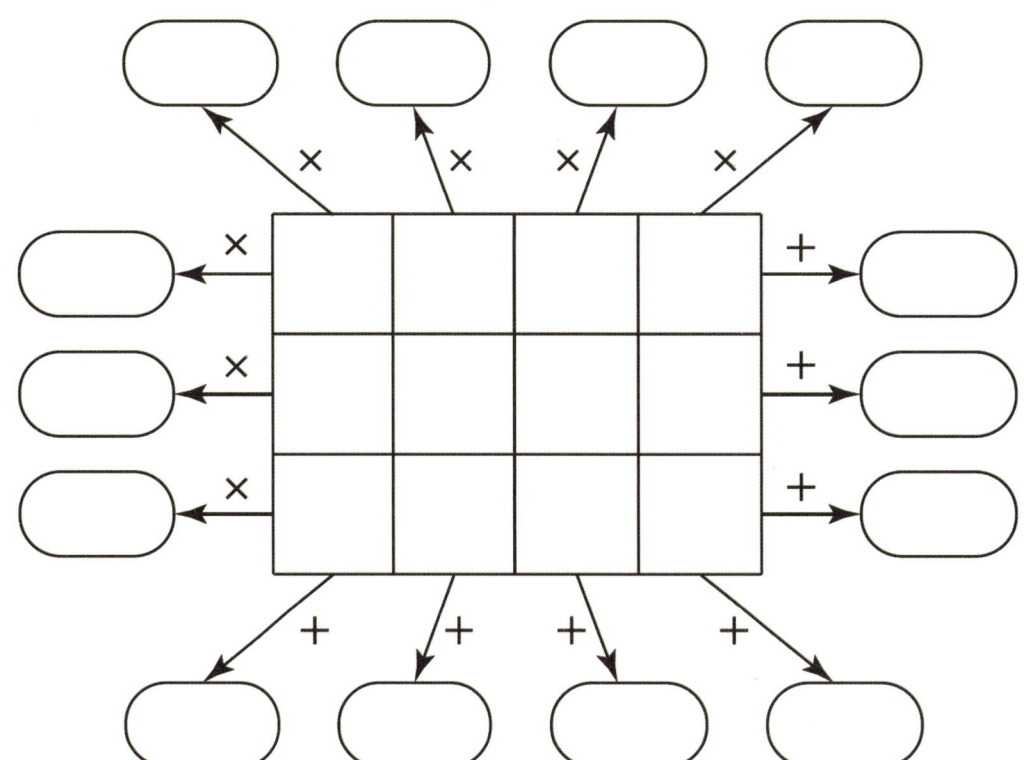

10 두뇌트레이닝

만다라 색칠하기

주의집중
소근육운동
언어표현

다음의 그림을 예쁘게 색칠하고 제목을 붙여봅니다.

제 목 :

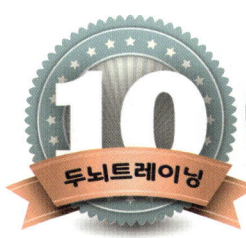

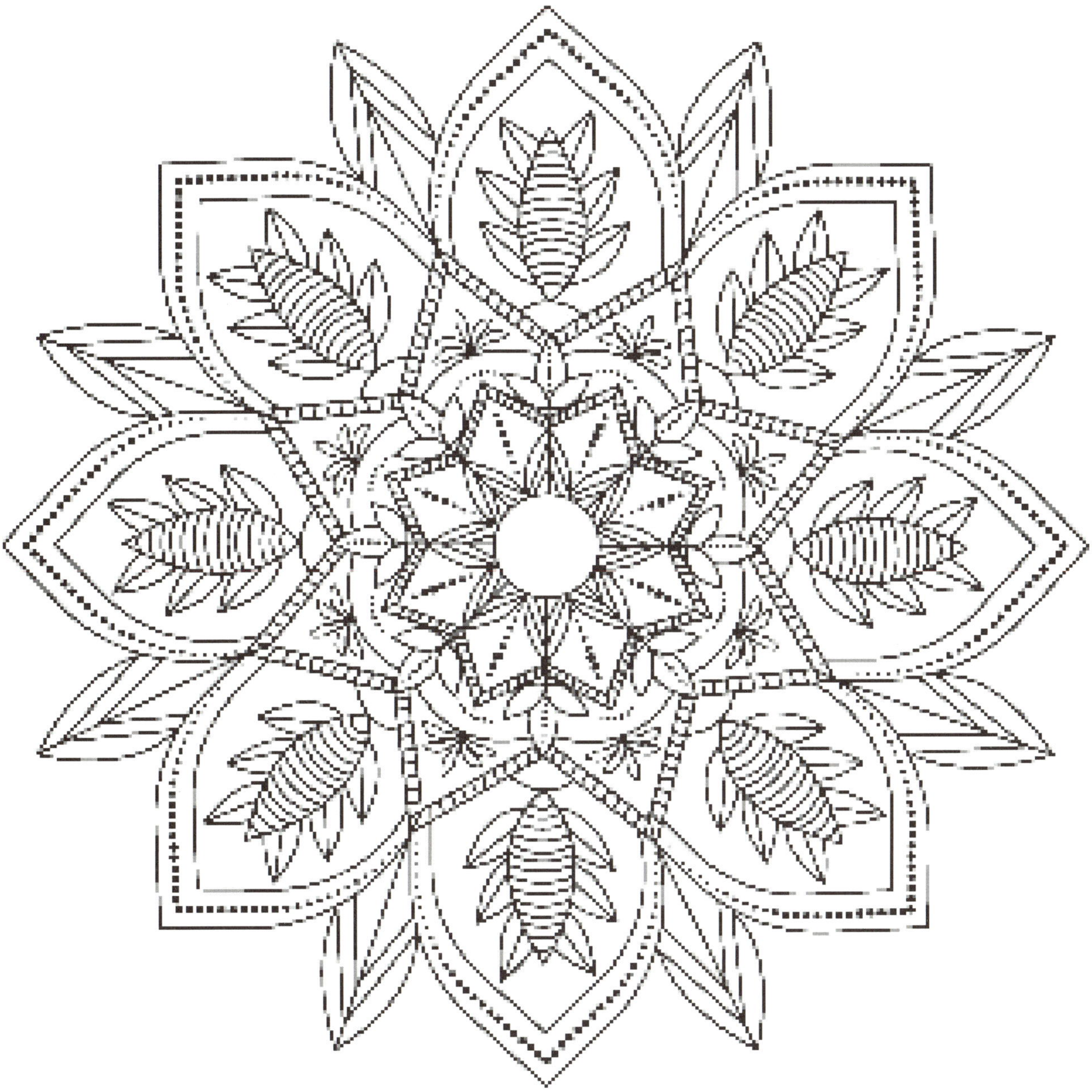

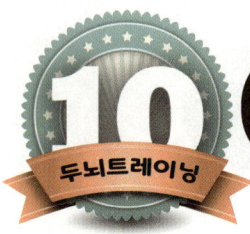

마음을 위한 보약

주의집중
언어이해
소근육운동

문장을 천천히 읽고 글자를 따라 써 봅니다.

남의 허물은 용서하되 자기의 허물 역시 용서를 구해야 한다. 자기의 욕됨은 참아야 하고, 남에게 욕을 보이는 일은 참지 말아야 한다.

출처: 명심보감

위의 글을 그대로 다시 적어봅니다.

_____

_____

_____

_____

NOTE

Week 3

11. 날짜 시간 덧셈 곱셈·주렁주렁 끝말잇기·지난주 스케줄
12. 날짜 시간 덧셈 곱셈·장바구니 계산하기·마음을 위한 보약
13. 날짜 시간 덧셈 곱셈·꼬불꼬불 미로 찾기·지난주 스케줄
14. 날짜 시간 덧셈 곱셈·수수께끼 연산·마음을 위한 보약
15. 날짜 시간 덧셈 곱셈·글 속의 도형 찾기·지난주 스케줄

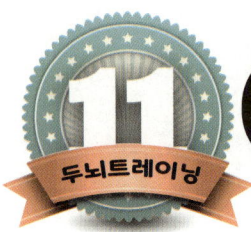

날짜 시간 덧셈 곱셈

년 월 일

현재 날짜와 시각을 사용하여 '날짜 시간 덧셈 곱셈' 활동을 합니다.
계산한 뒤, 계산기로 정답을 확인합니다.

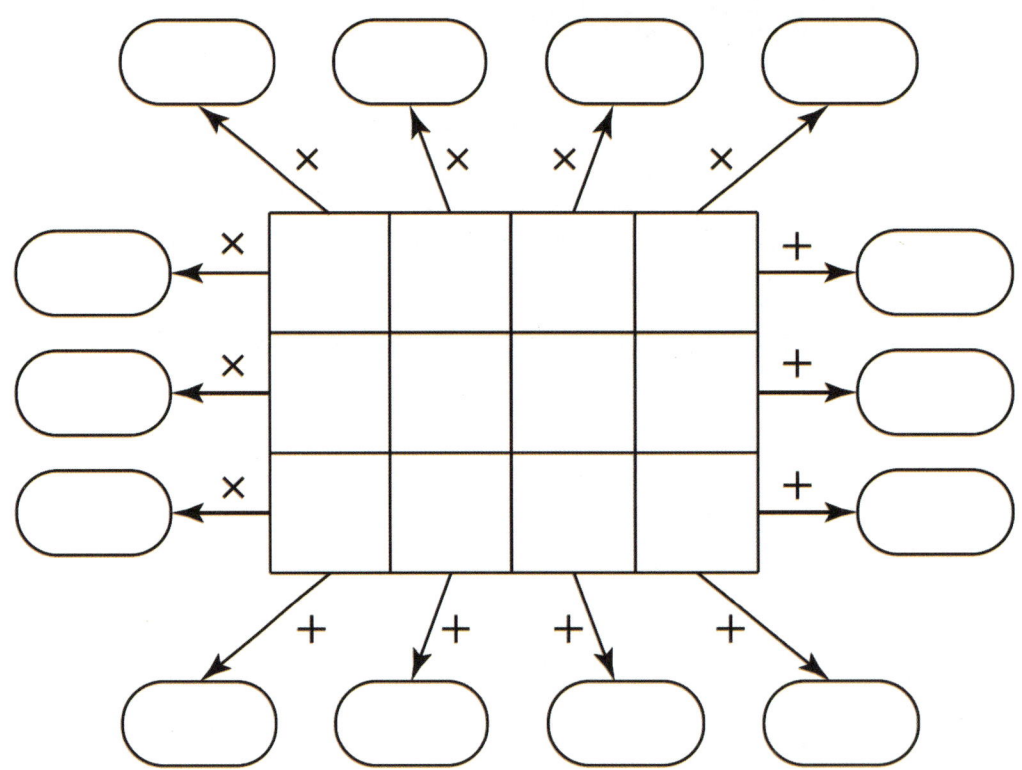

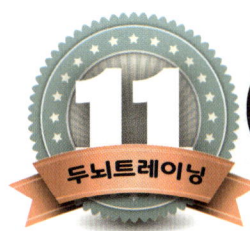

주렁주렁 끝말잇기

처음 주어진 단어의 마지막 문자로 시작하는 단어를 사용하여 끝말잇기를 합니다.
다음의 <보기>처럼 할 수 있는 만큼 계속해 봅니다.

<보기>
잉어 → 어부 → 부자 → 자동차 → 차양 → 양장피 → 피망 → 망치 → …

마늘 → (　　　　) → (　　　　) → (　　　　)

고추 → (　　　　) → (　　　　) → (　　　　)

가지 → (　　　　) → (　　　　) → (　　　　)

대파 → (　　　　) → (　　　　) → (　　　　)

예시답안 참조

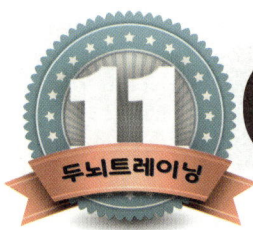

지난주 스케줄

지난주에 만났던 사람 이름과 장소 그리고 함께 한 일을 적어봅니다.

만난 사람 이름 :

만난 장소 :

만나서 함께 한 일 :

[예시답안]

각자 생각에 따라 다른 답안이 나올 수 있습니다.

마늘 → (늘 상) → (상 태) → (태 산)

고추 → (추 수) → (수 출) → (출 발)

가지 → (지 하) → (하 천) → (천 지)

대파 → (파 장) → (장 치) → (치 안)

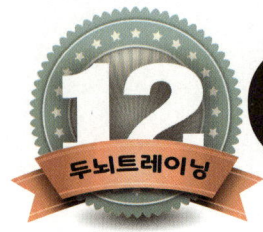

날짜 시간 덧셈 곱셈

년   월   일

현재 날짜와 시각을 사용하여 '날짜 시간 덧셈 곱셈' 활동을 합니다.
계산한 뒤, 계산기로 정답을 확인합니다.

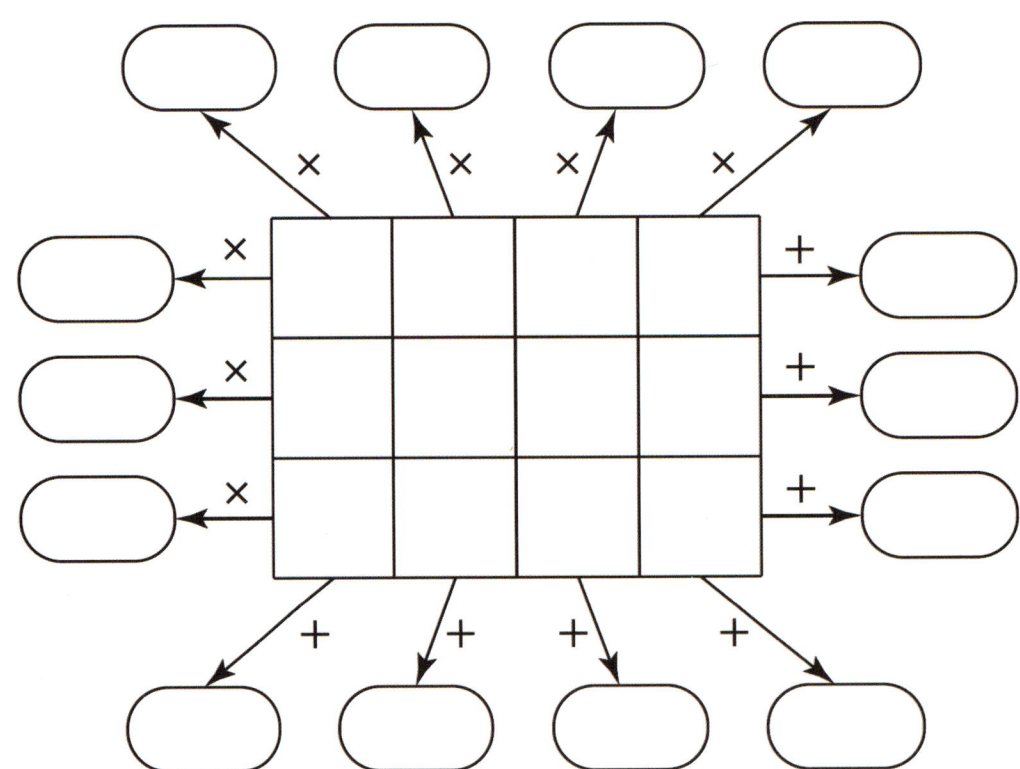

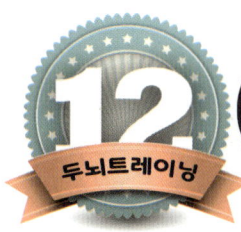

장바구니 계산하기

주의집중
문제해결
연산능력

맛있는 요리를 해서 먹으려고 합니다. 레시피대로 필요한 식재료를 구입하기 위한 쇼핑 목록을 작성합니다. 장을 보면 얼마가 나올까요? 가격표를 보고 계산해 봅니다.

재료: 당근 1개, 시금치 1단, 단무지 5줄, 김밥햄 5줄, 김밥김 5장
　　　달걀 3개, 물엿, 참기름, 포도씨유, 소금, 통깨 조금

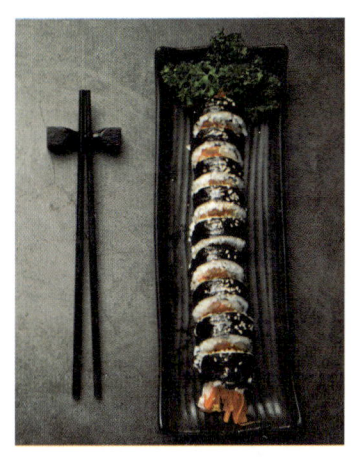

① 시금치를 끓은 물에 데친 뒤, 바로 찬물에 헹군다.
　　물기를 꼭 짜서 소금 간을 하고 참기름을 넣어 무친다.
② 채썬 당근을 프라이팬에 볶다가 소금과 물엿을 넣는다.
③ 달걀은 풀어서 지단을 부치고 식은 뒤 길게 썬다.
④ 김밥햄은 길게 썰어 프라이팬에 볶다가 물엿을 넣는다.
⑤ 밥에 참기름과 통깨를 으깨 넣어 밑간을 한다.
⑥ 김 위에 밥을 얇게 펴고 그 위에 준비한 재료를 올리고
　　김밥을 만다.
⑦ 준비한 김밥은 참기름을 바른 뒤 썰어서 접시에 담고,
　　그 위에 통깨를 살짝 뿌린다

[마트 물건 가격]
당근 1개 1,000원 / 시금치 1단 3,500원 / 단무지 1통 2,000원 / 김밥햄 1개 2,000원 /
김밥김 1봉 2,000원 / 달걀 1판 10,000원

요리를 위해 필요한 쇼핑 목록 :

총 장바구니 비용:

예시답안 참조

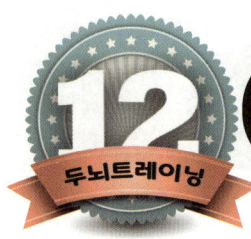

12. 마음을 위한 보약

주의집중
언어이해
소근육운동

문장을 천천히 읽고 글자를 따라 써 봅니다.

나를 선하다고 추켜세우는 사람은 내게 해로운 사람이고, 오히려 나를 탓하며 잘못을 깨우쳐 주는 사람이 나의 스승임을 알아야 한다.

출처: 명심보감

위의 글을 그대로 다시 적어봅니다.

___

___

___

___

[예시답안]

쇼핑 목록: 당근 1개, 시금치 1단, 단무지 1통, 김밥햄 1개, 김밥김 1봉, 달걀 1판

총 장바구니 비용 : 20,500원

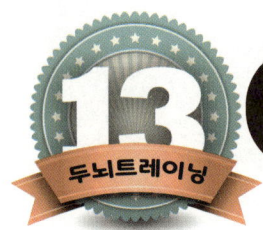

날짜 시간 덧셈 곱셈

지남력
연산능력
작업기억력

_____ 년   월   일

현재 날짜와 시각을 사용하여 '날짜 시간 덧셈 곱셈' 활동을 합니다.
계산한 뒤, 계산기로 정답을 확인합니다.

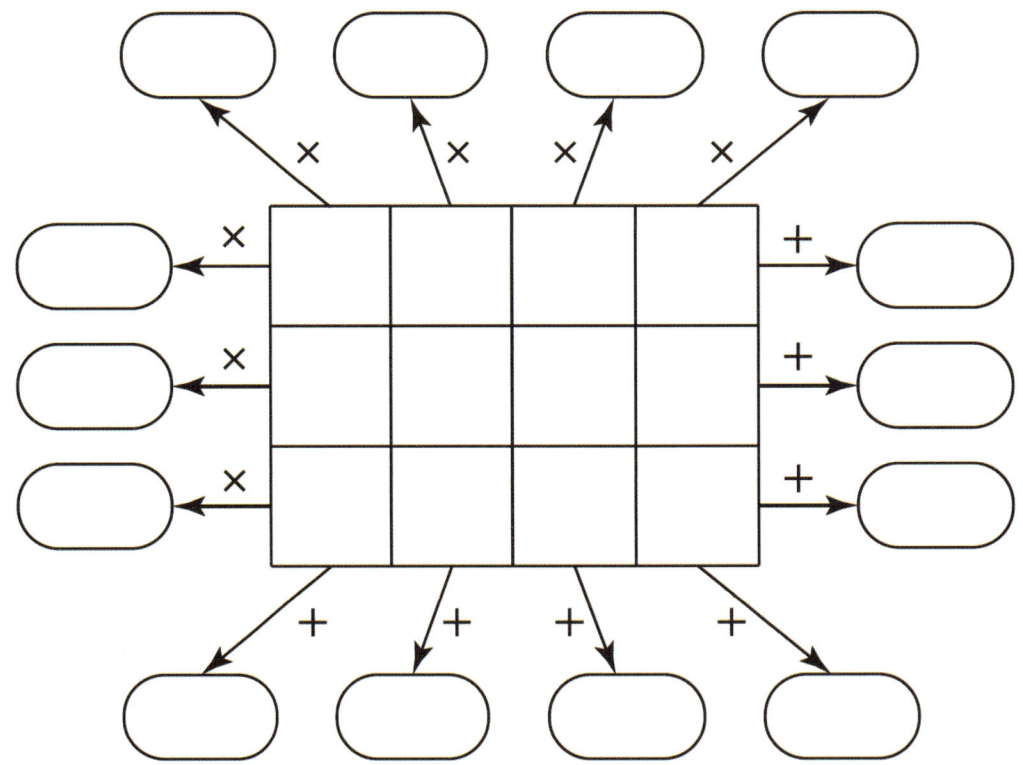

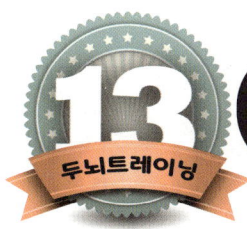

13 꼬불꼬불 미로 찾기

주의집중
기억력
문제해결

나비가 꽃을 찾아갈 수 있도록 길을 잘 찾아봅니다.

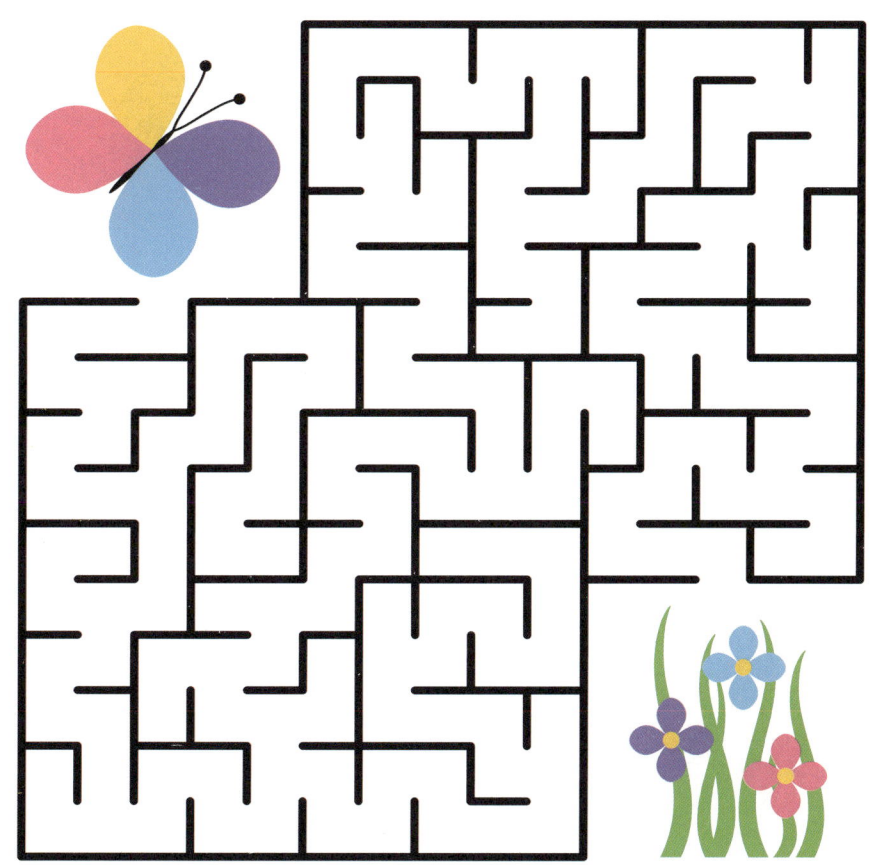

예시답안 참조

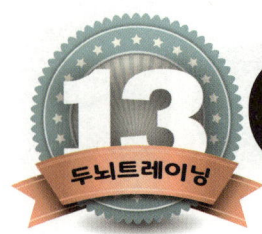

지난주 스케줄

기억력
지남력
언어표현

지난주에 만났던 사람 이름과 장소 그리고 함께 한 일을 적어봅니다.

만난 사람 이름 :

만난 장소 :

만나서 함께 한 일 :

[예시답안]

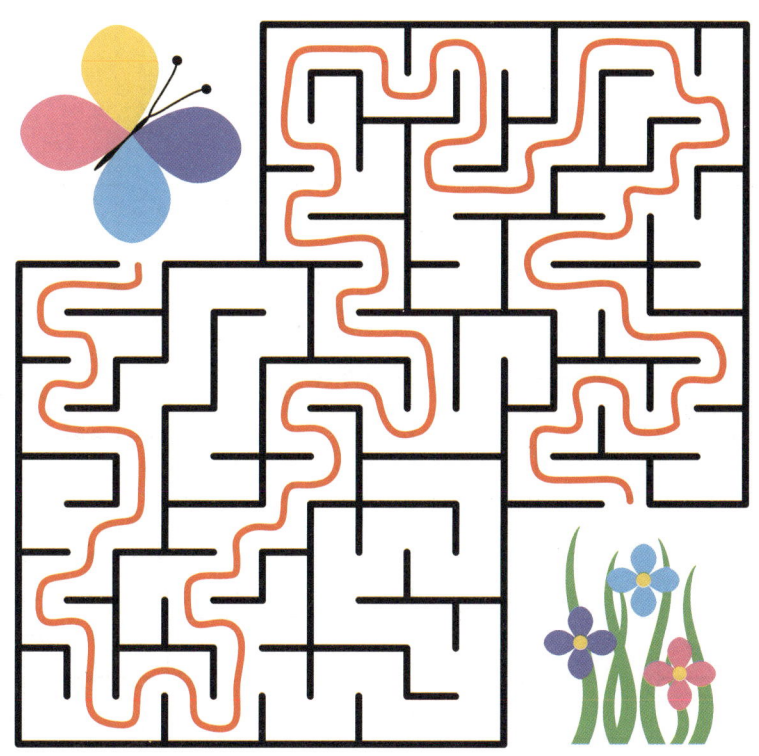

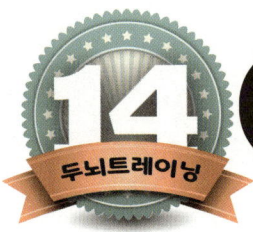

날짜 시간 덧셈 곱셈

_____ 년   월   일

현재 날짜와 시각을 사용하여 '날짜 시간 덧셈 곱셈' 활동을 합니다.
계산한 뒤, 계산기로 정답을 확인합니다.

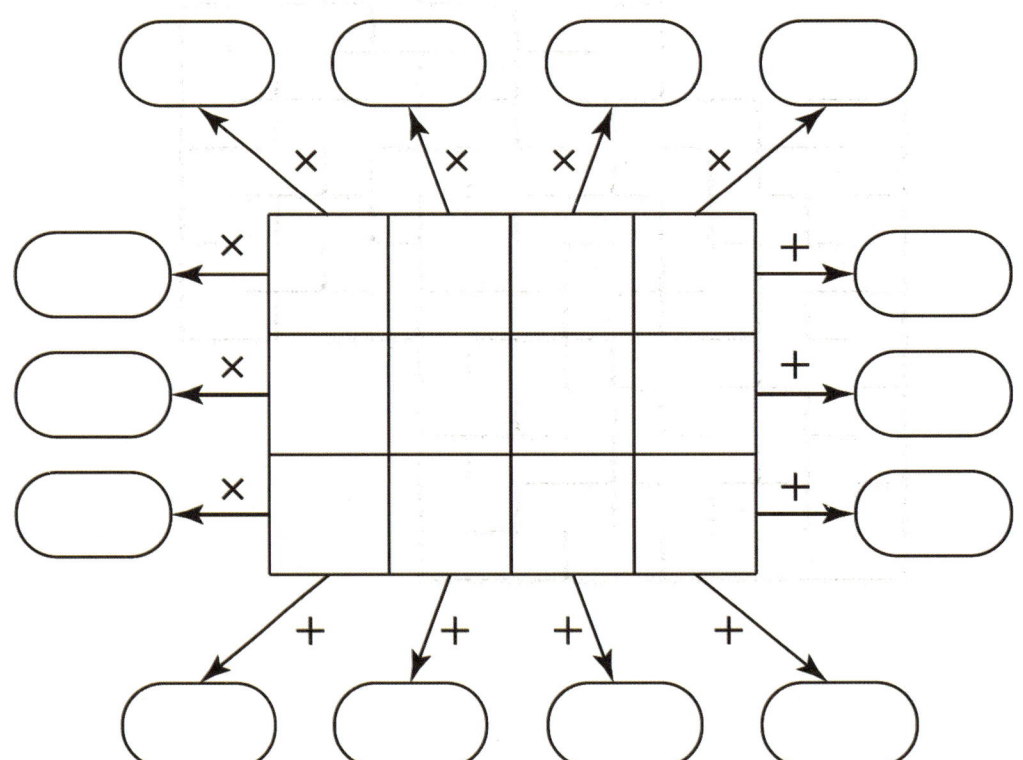

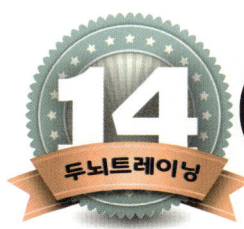

수수께끼 연산

주의집중
추론기능
연산기능

왼쪽 동물의 다리 개수가 몇 개일까요? 오른쪽 숫자에 연결합니다.

하마 •
잠자리 •
개 •   • 4개
문어 •   • 6개
오징어 •   • 10개
나비 •
낙지 •   • 8개
새우 •

동물 이름 대신 다리 개수로 바꾸어서 다음의 식들을 계산합니다.

하마 + 새우 =

오징어 - 나비 =

개 x 낙지 =

잠자리 + 문어 =

예시답안 참조

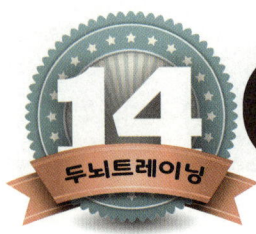

마음을 위한 보약

주의집중
언어이해
소근육운동

문장을 천천히 읽고 글자를 따라 써 봅니다.

삶을 평탄하게 보전하려는 사람은 욕심을 내어 살지 말 것이며, 몸을 보호하려는 사람은 명예가 주는 해악을 경계해야 할 것이다.

출처: 명심보감

위의 글을 그대로 다시 적어봅니다.

_____

_____

_____

_____

[예시답안]

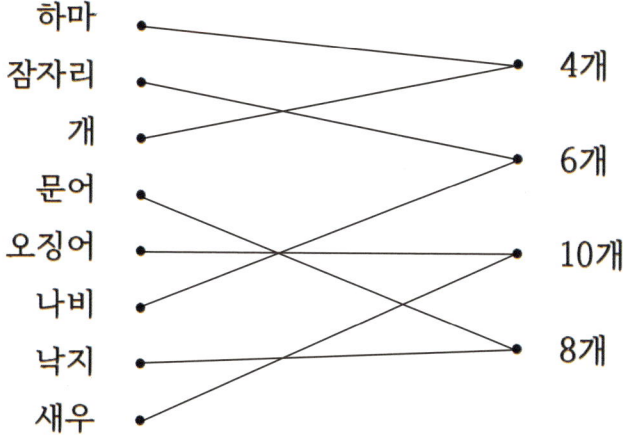

하마 + 새우 = 14

오징어 - 나비 = 4

개 x 낙지 = 32

잠자리 + 문어 = 14

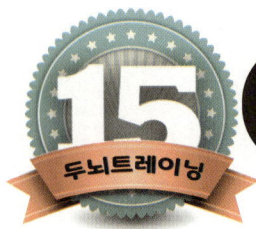

날짜 시간 덧셈 곱셈

지남력
연산능력
작업기억력

_____ 년   월   일

현재 날짜와 시각을 사용하여 '날짜 시간 덧셈 곱셈' 활동을 합니다.
계산한 뒤, 계산기로 정답을 확인합니다.

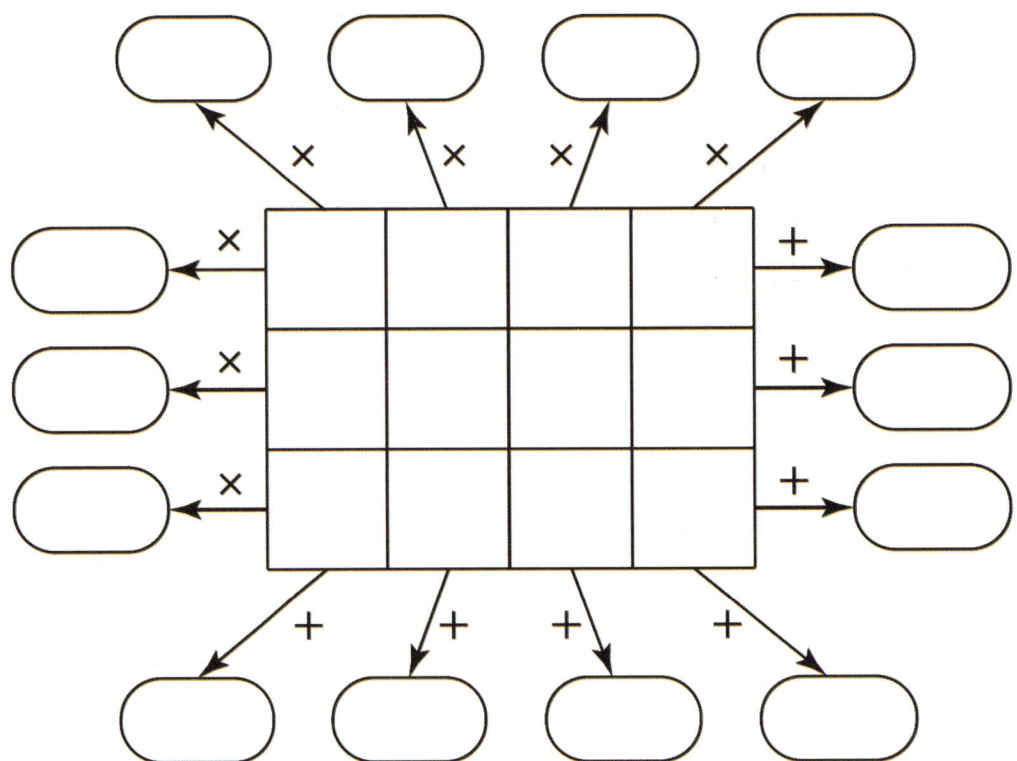

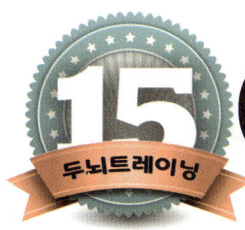

글 속의 도형 찾기

주의집중
언어이해
기억력

아래 글을 읽으면서 글자 '이'를 찾아 동그라미를 하고, 동그라미 4개씩 이어서 사각형을 여러 개 만들어 봅니다.

건망증과 경도인지장애

보통 50~60대에 들어서면 사람들은 건망증을 걱정한다. 갑자기 다른 사람의 이름이 생각나지 않거나 뭔가를 하려고 했는데 무엇을 하려고 했는지 기억이 안 나는 경험은 누구나 있을 것이다. 하지만 이런 종류의 건망증은 치매와 다르다. 보통 건망증은 어떤 일의 일부를 기억하지 못하는 것인데 반해서, 치매는 어떤 일 그 자체를 기억하지 못하는 것이다. 사실 이런 건망증을 크게 걱정하지는 않았다. 다만 노화하는 과정에 자연스러운 일로 받아들였다. 하지만 최근 치매 전 단계로 '경도인지장애'라는 상태가 존재한다고 알려졌다. 경도인지장애가 치매와 다른 점은 본인이나 가족이 건망증을 인지하고 있지만 일상생활을 하는 데에는 지장이 없어서 따로 돌봄 서비스가 필요하지 않다는 것이다.

경도인지장애의 가장 큰 특징은 기억장애가 일어나고 있다는 것을 본인이나 가족이 인정한다는 것이다. 그리고 경도인지장애는 일상생활에서 정상적인 행동을 할 수 있다. 또한 전반적인 인지 기능 또한 정상이다. 하지만 경도인지장애는 나이나 교육 수준의 영향만으로는 설명할 수 없는 기억 장애가 존재한다. 단순하게 노화의 과정일 수도 있는 건망증 증상만 있다면 경도인지장애가 아니지만 나이나 교육 수준과 같은 환경적인 요소로는 도저히 설명할 수 없는 기억 장애가 존재한다면 이는 종합적으로 검사한 후 경도인지장애인지 판단해야 한다. 왜냐하면 경도인지장애는 치매 고위험군이라고 할 수 있을 정도로 치매로 악화될 확률이 높기 때문이다.

중장년층은 특히 신체가 노화하면서 경도인지장애가 우려되는 시기다. 이때 좋은 유산소 운동은 '걷기'이다. 평지에서 20분 이상 심박수가 100~110bpm이 되도록 숨이 차게 걷는 것이 좋다. 일상생활 속에서 걷는 습관은 인지 기능이 떨어지는 것을 막아 치매 발병을 늦출 수 있다.

참고문헌:『치매 전문의도 실천하는 치매 예방법』, 엔도 히데토시, 2021. p. 70~p. 77.

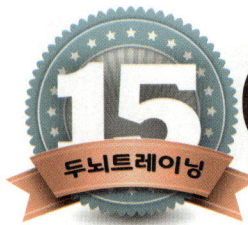

지난주 스케줄

기억력
지남력
언어표현

지난주에 만났던 사람 이름과 장소 그리고 함께 한 일을 적어봅니다.

만난 사람 이름 :

만난 장소 :

만나서 함께 한 일 :

NOTE

Week 4

16. 날짜 시간 덧셈 곱셈·숨은 글자 찾기·마음을 위한 보약
17. 날짜 시간 덧셈 곱셈·숫자 따라 미로 찾기·지난주 스케줄
18. 날짜 시간 덧셈 곱셈·사자성어 초성게임·마음을 위한 보약
19. 날짜 시간 덧셈 곱셈·종류별 개수 세기·지난주 스케줄
20. 날짜 시간 덧셈 곱셈·만다라 색칠하기·마음을 위한 보약

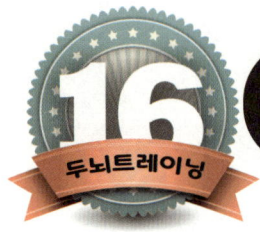

날짜 시간 덧셈 곱셈

지남력
연산능력
작업기억력

_____ 년 월 일

현재 날짜와 시각을 사용하여 '날짜 시간 덧셈 곱셈' 활동을 합니다.
계산한 뒤, 계산기로 정답을 확인합니다.

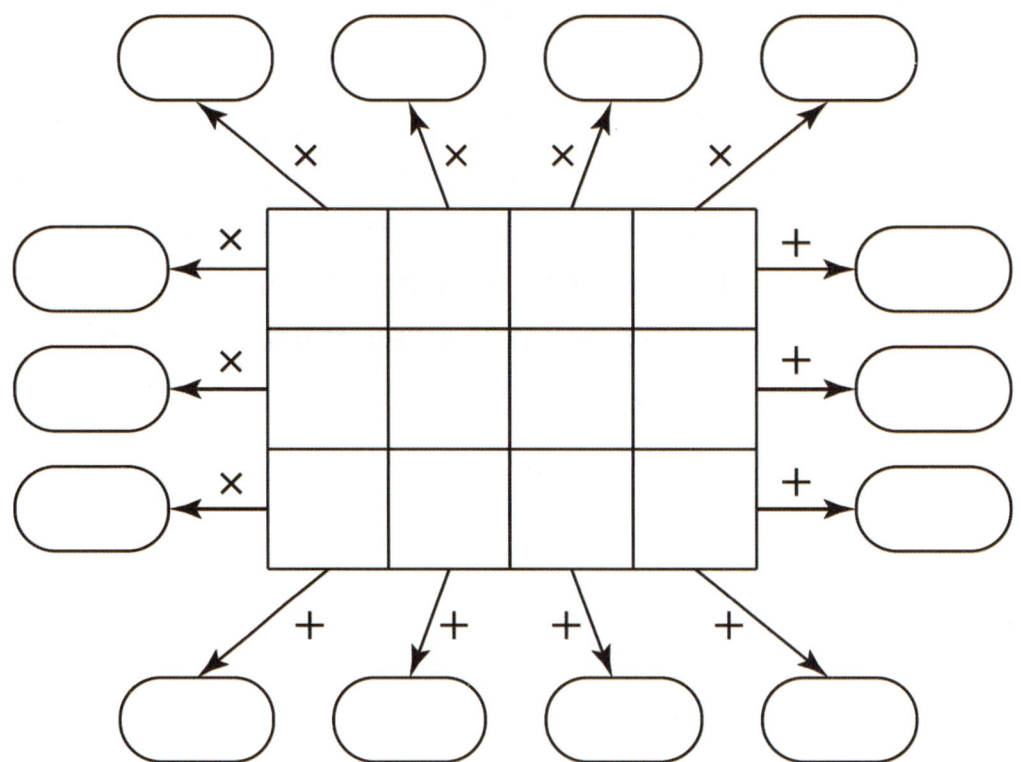

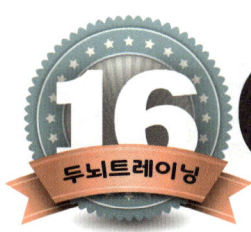

숨은 글자 찾기

주의집중
시지각
문제해결

단어 퍼즐판에서 가로, 세로로 다음 단어들을 찾아봅니다.

| 활성산소 | 그림일기 | 대리만족 | 형형색색 | 주민센터 |
| 건강검진 | 그루터기 | 진수성찬 | 일상생활 | 사사건건 |

만	사	형	통	토	진	수	성	찬
리	사	가	지	진	대	비	목	화
형	건	강	검	진	인	상	가	다
형	건	목	엽	수	상	계	상	조
색	일	요	수	성	공	시	대	료
색	기	가	그	림	일	기	리	소
물	심	양	루	문	상	과	만	원
주	민	센	터	관	생	구	족	성
나	무	화	기	사	활	성	산	소

예시답안 참조

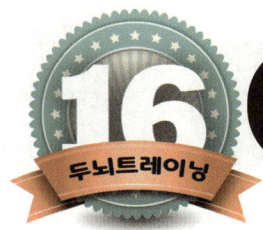

마음을 위한 보약

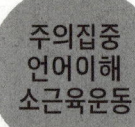

문장을 천천히 읽고 글자를 따라 써 봅니다.

사람에게 도움이 되는 말은 솜 같이 따뜻하고 사람을 해치는 말은 가시와 같아, 말 한 마디 무게가 실로 천금과 같다고 하겠다.

출처: 명심보감

위의 글을 그대로 다시 적어봅니다.

[예시답안]

만	사	형	통	토	진	수	성	찬
리	사	가	지	진	대	비	목	화
형	건	강	검	진	인	상	가	다
형	건	목	엽	수	상	계	상	조
색	일	요	수	성	공	시	대	료
색	기	가	그	림	일	기	리	소
물	심	양	루	문	상	과	만	원
주	민	센	터	관	생	구	족	성
나	무	화	기	사	활	성	산	소

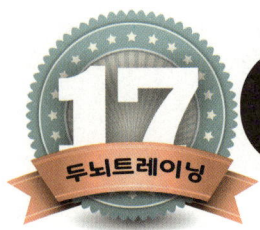

날짜 시간 덧셈 곱셈

지남력
연산능력
작업기억력

_____ 년   월   일

현재 날짜와 시각을 사용하여 '날짜 시간 덧셈 곱셈' 활동을 합니다.
계산한 뒤, 계산기로 정답을 확인합니다.

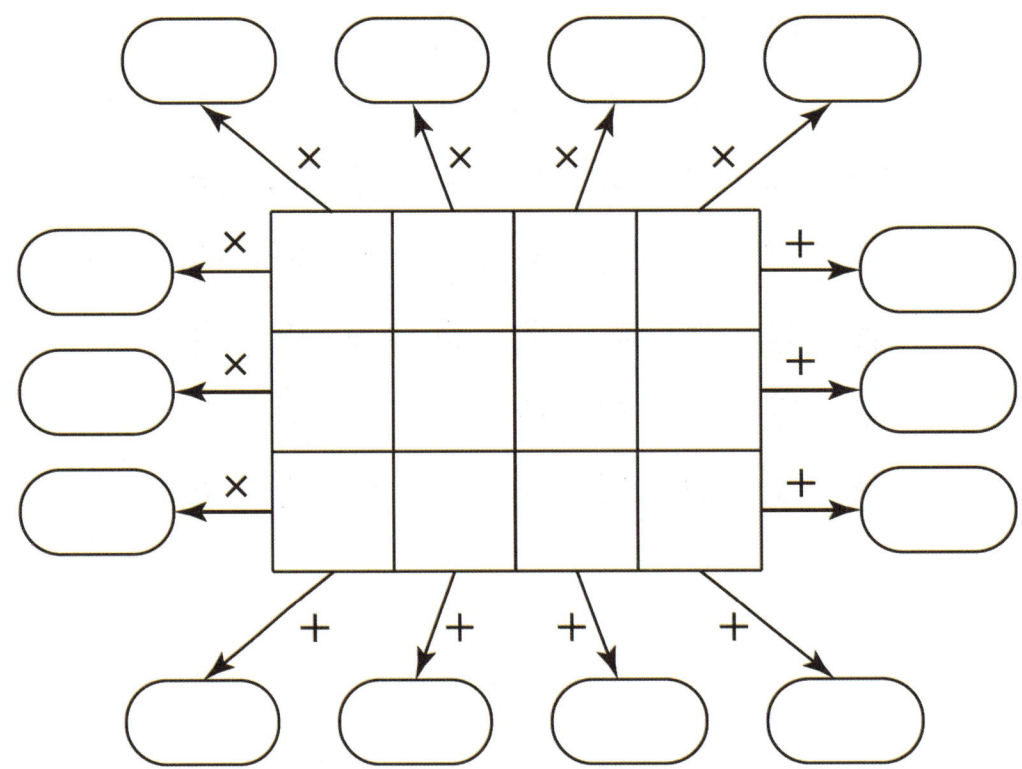

17 두뇌트레이닝

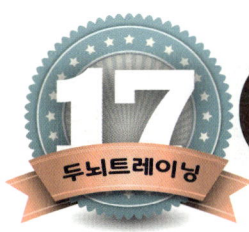

숫자 따라 미로찾기

주의집중
기억력
문제해결

1에서 20까지 숫자를 순서대로 이어가며 길을 찾습니다. 다음 숫자를 찾아갈 때 미로의 출구를 향해 잘 나아갈 수 있도록 숫자를 선택합니다.

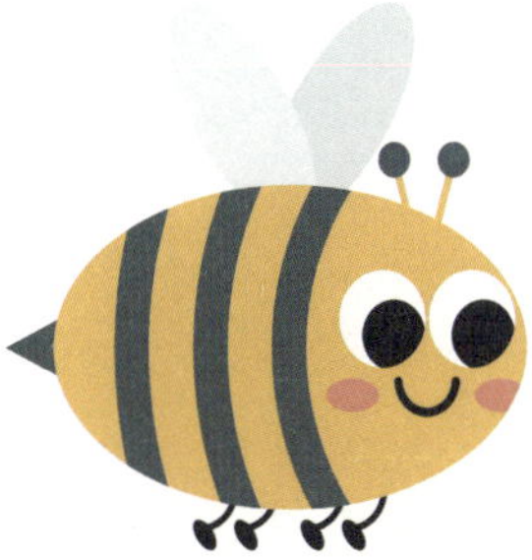

		3	2	3	4	2
		1	6	4	5	4
9	7	8	5	10	9	12
13	10	4	12	6	7	8
11	14	12	9	16	11	9
10	12	14	13	12	10	10
9	15	18	19	13		
16	17	11	15	20		

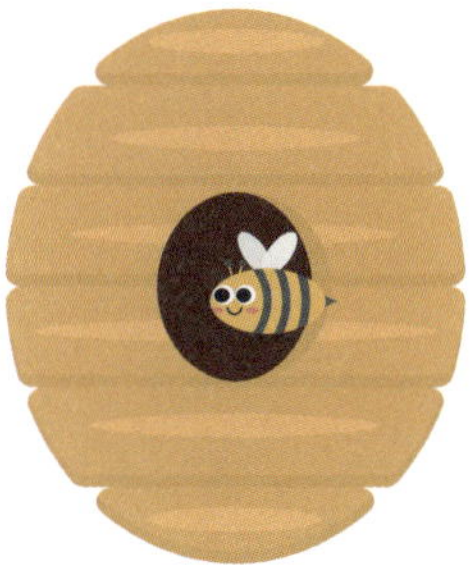

예시답안 참조

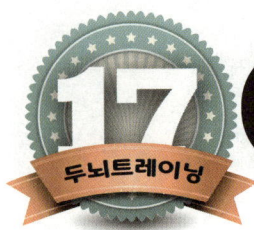

지난주 스케줄

기억력
지남력
언어표현

지난주에 만났던 사람 이름과 장소 그리고 함께 한 일을 적어봅니다.

만난 사람 이름 :

만난 장소 :

만나서 함께 한 일 :

[예시답안]

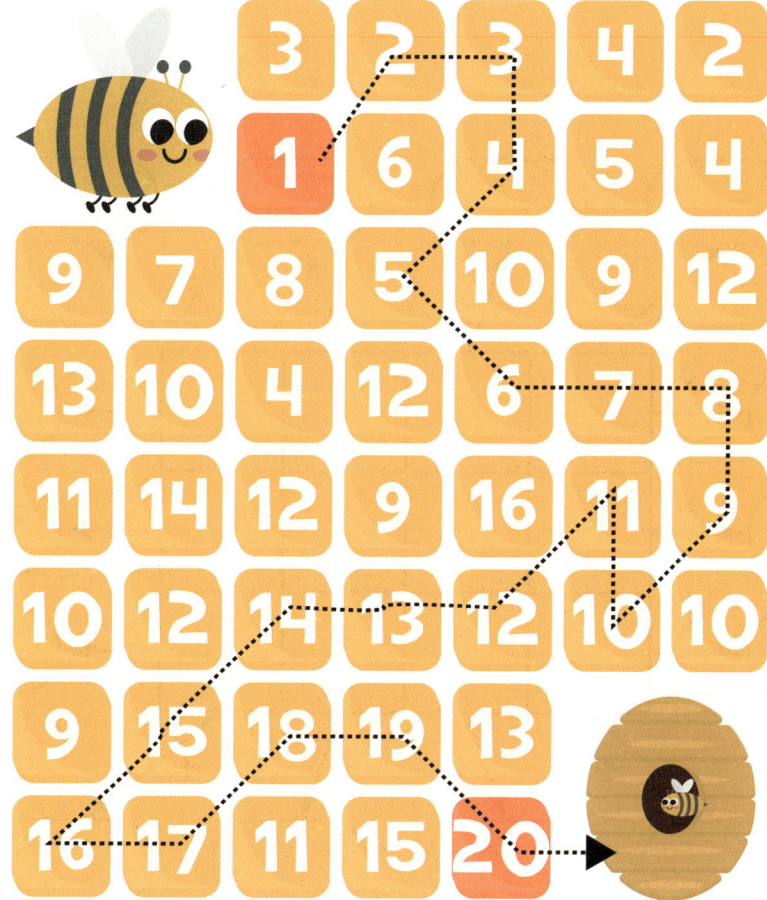

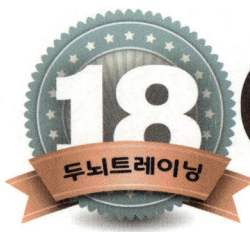

날짜 시간 덧셈 곱셈

지남력
연산능력
작업기억력

_____ 년   월   일

현재 날짜와 시각을 사용하여 '날짜 시간 덧셈 곱셈' 활동을 합니다.
계산한 뒤, 계산기로 정답을 확인합니다.

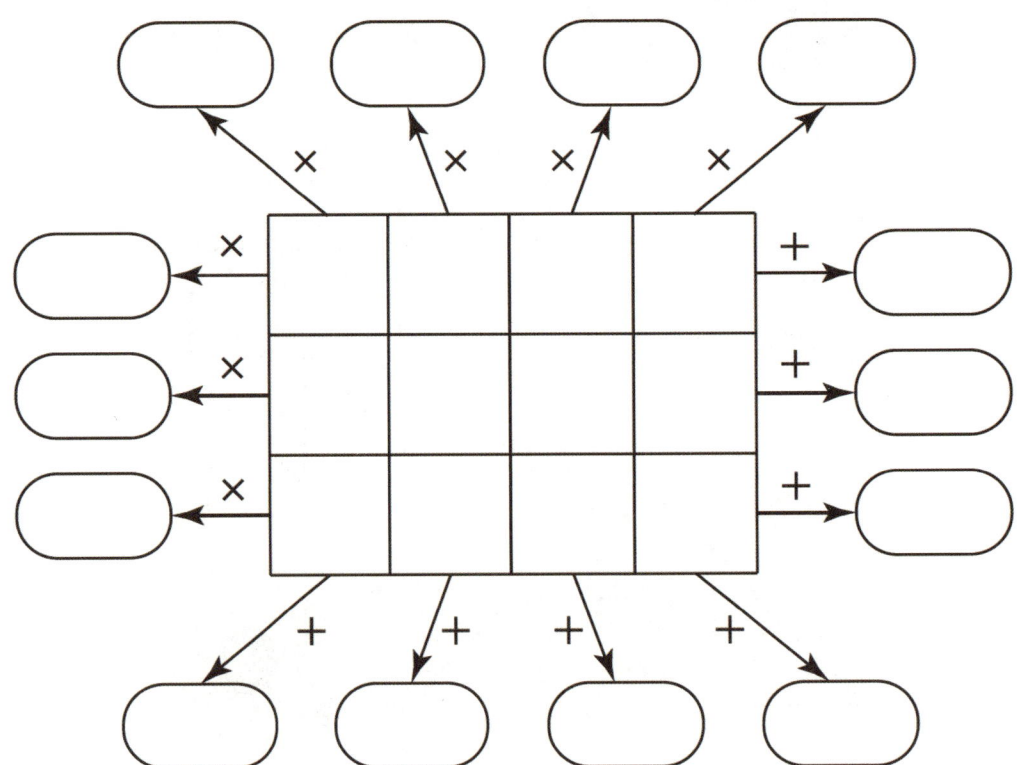

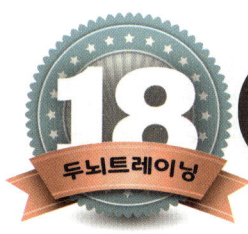

사자성어 초성게임

주의집중
연상기능
언어이해

주어진 의미와 힌트로 주어진 초성에 맞는 사자성어를 보기에서 찾아 적어봅니다.

내우외환(內憂外患)	오비이락(烏飛梨落)
연목구어(緣木求魚)	부화뇌동(附和雷同)
언감생심(焉敢生心)	와신상담(臥薪嘗膽)

1. 제 주관 없이 남들과 똑같이 행동하거나 남들 하라는 대로 행동하는 것을 말한다.
   ㅂㅎㄴㄷ

2. 어찌 감히 그런 마음을 품을 수 있겠냐는 뜻이다.
   ㅇㄱㅅㅅ

3. 안의 근심과 밖의 재난. 곧 근심·걱정 속에 사는 것을 뜻한다.
   ㄴㅇㅇㅎ

예시답안 참조

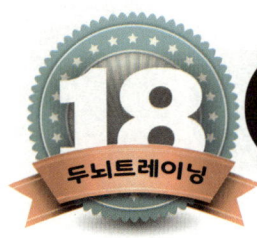

마음을 위한 보약

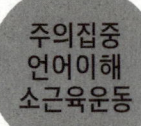

문장을 천천히 읽고 글자를 따라 써 봅니다.

비록 도끼를 맞게 될지라도 바른 말을 하여야 하며, 펄펄 끓는 가마에 던져져 죽게 되더라도 자기 할 말을 다 한다면 이가 바로 충신이다.

출처: 명심보감

위의 글을 그대로 다시 적어봅니다.

[예시답안]

1. 제 주관 없이 남들과 똑같이 행동하거나 남들 하라는 대로 행동하는 것을 말한다.
   ㅂㅎㄴㄷ

   ## 부화뇌동(附和雷同)

2. 어찌 감히 그런 마음을 품을 수 있겠냐는 뜻이다.
   ㅇㄱㅅㅅ

   ## 언감생심(焉敢生心)

3. 안의 근심과 밖의 재난. 곧 근심·걱정 속에 사는 것을 뜻한다.
   ㄴㅇㅇㅎ

   ## 내우회환(內憂外患)

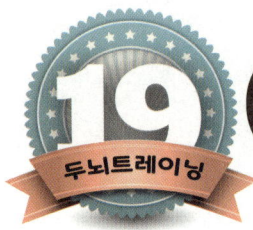

날짜 시간 덧셈 곱셈

_____ 년   월   일

현재 날짜와 시각을 사용하여 '날짜 시간 덧셈 곱셈' 활동을 합니다.
계산한 뒤, 계산기로 정답을 확인합니다.

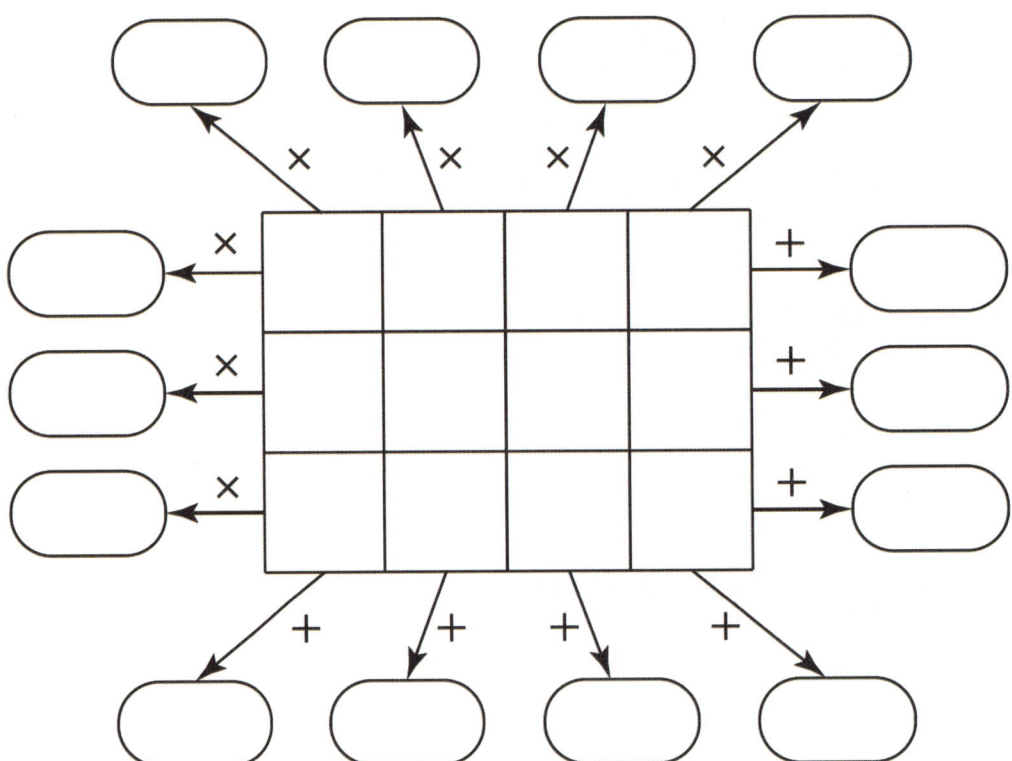

19 두뇌트레이닝

종류별 개수 세기

주의집중
시지각
문제해결

과일의 종류별로 몇 개가 있는지 세어 빈칸에 적습니다.

예시답안 참조

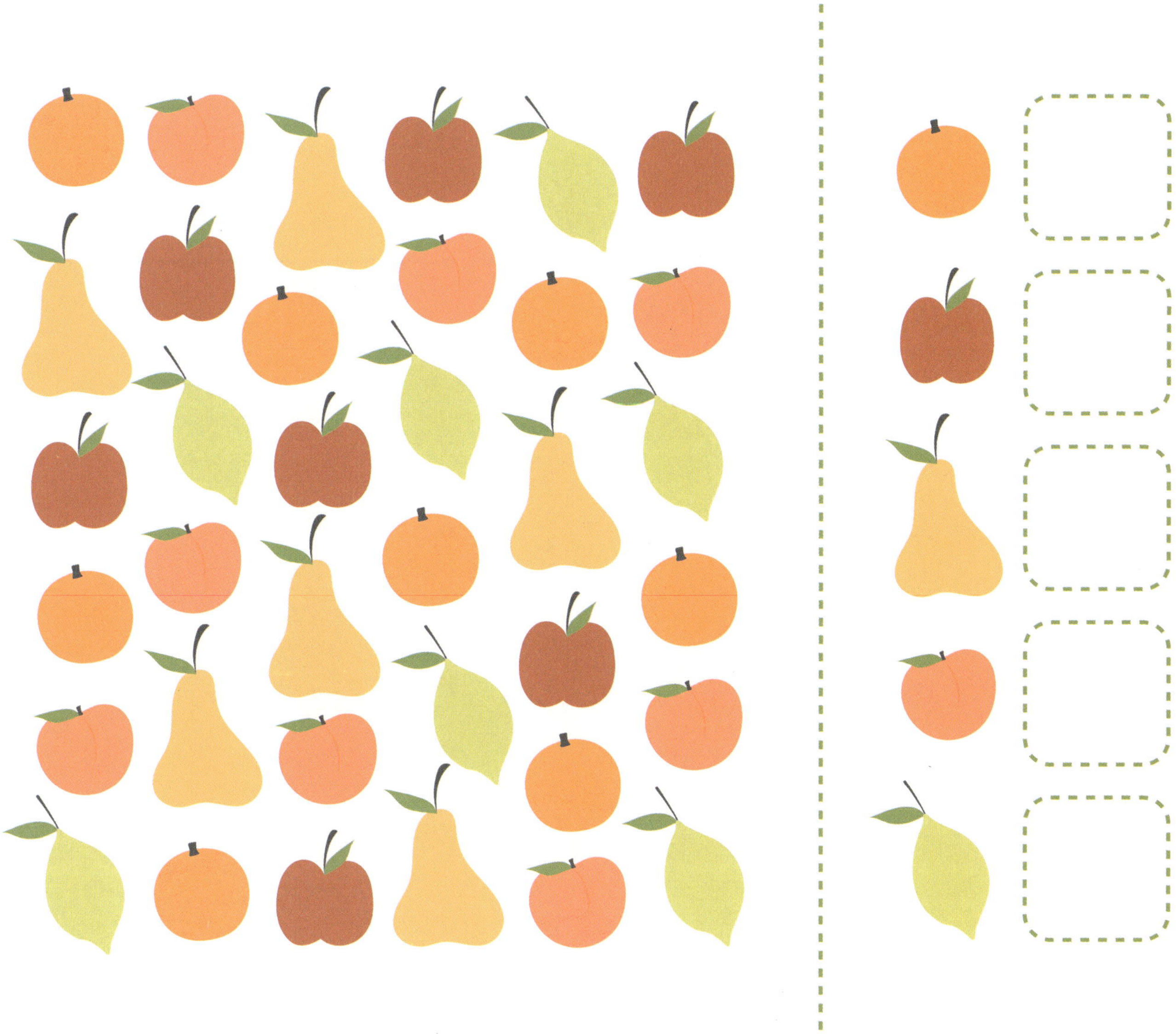

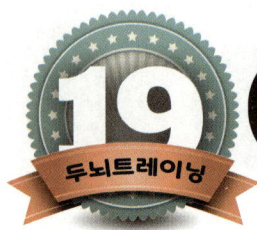

지난주 스케줄

기억력
지남력
언어표현

지난주에 만났던 사람 이름과 장소 그리고 함께 한 일을 적어봅니다.

만난 사람 이름 :

만난 장소 :

만나서 함께 한 일 :

[예시답안]

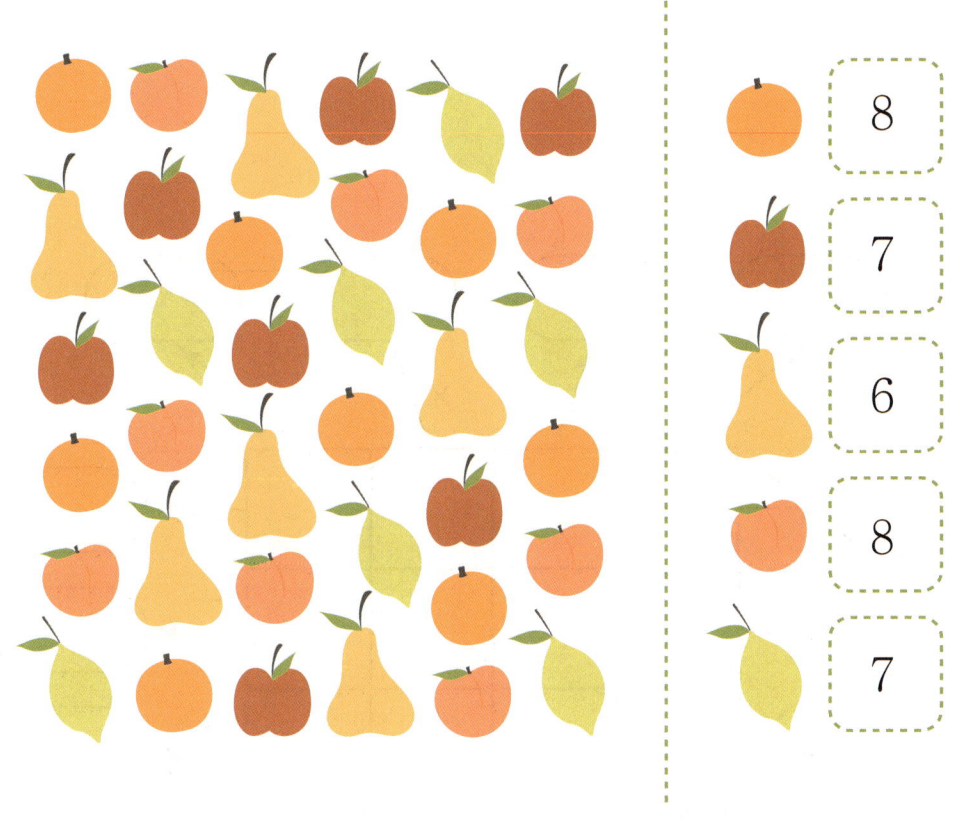

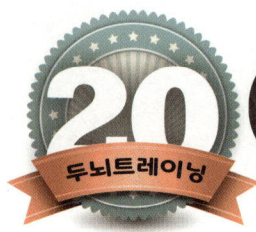

날짜 시간 덧셈 곱셈

지남력
연산능력
작업기억력

_____ 년 월 일

현재 날짜와 시각을 사용하여 '날짜 시간 덧셈 곱셈' 활동을 합니다.
계산한 뒤, 계산기로 정답을 확인합니다.

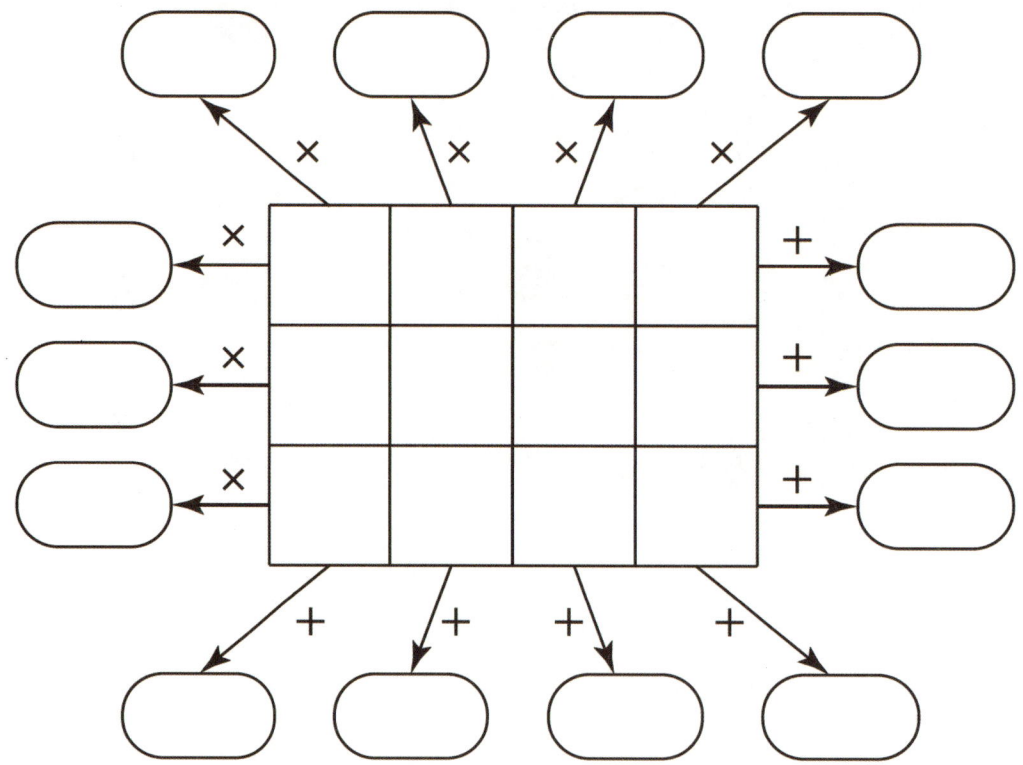

20 두뇌트레이닝

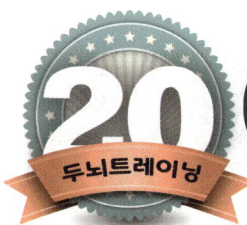

만다라 색칠하기

주의집중
소근육운동
언어표현

다음의 그림을 예쁘게 색칠하고 완성된 그림에 제목을 붙입니다.

제 목 :

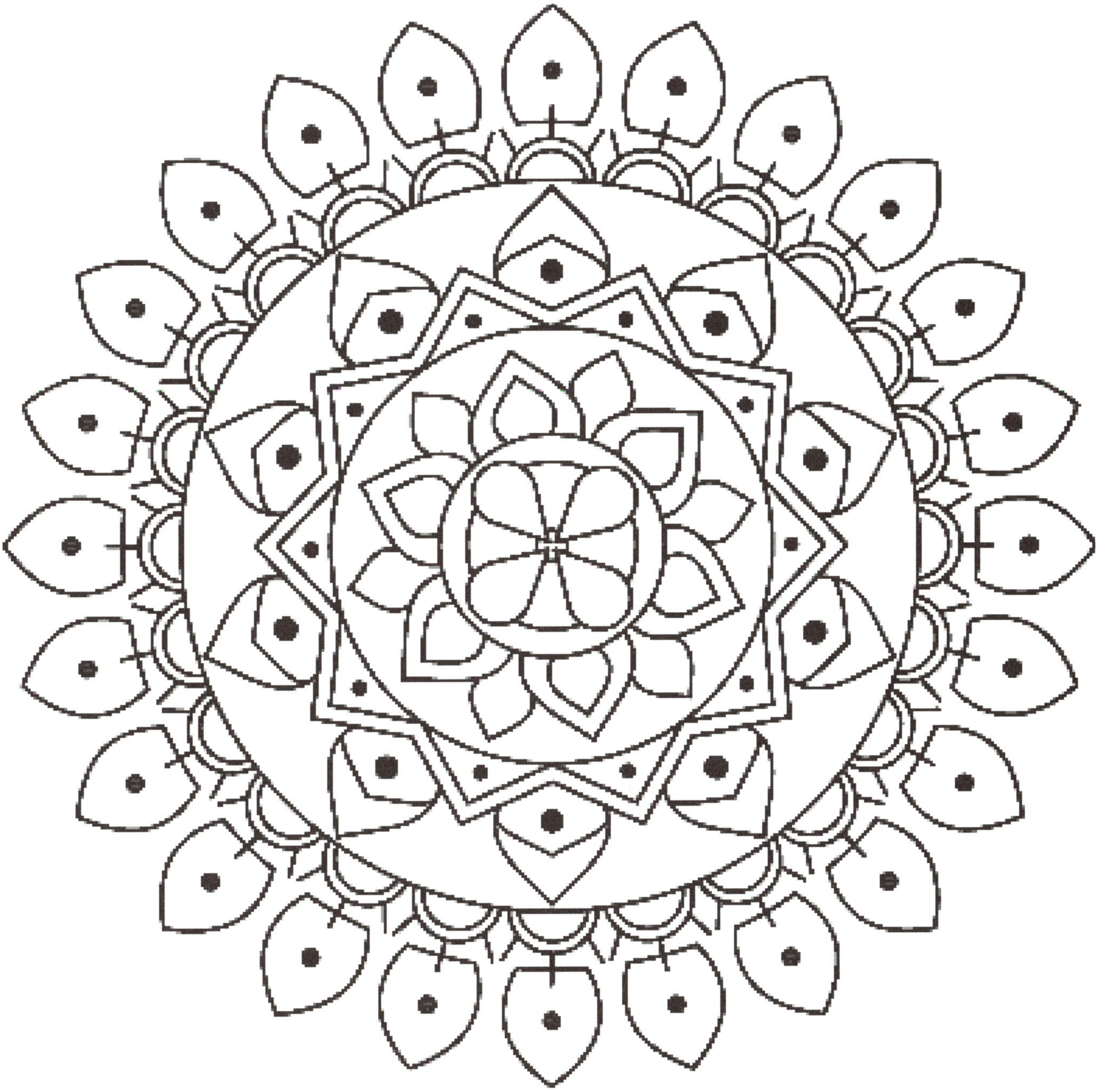

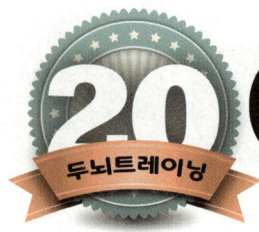 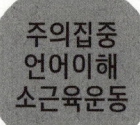

마음을 위한 보약

문장을 천천히 읽고 글자를 따라 써 봅니다.

적당히 먹었을 때 수저를 내려놓아야 탈이 없고, 마음을 기쁘게 하는 일들도 적당히 기분 좋을 때 그칠 줄을 알아야 후회가 없을 것입니다.

출처: 채근담

위의 글을 그대로 다시 적어봅니다.

_____

_____

_____

_____

NOTE

Week 5

21. 날짜 시간 덧셈 곱셈·주렁주렁 끝말잇기·지난주 스케줄
22. 날짜 시간 덧셈 곱셈·사진 속 색깔 찾기·마음을 위한 보약
23. 날짜 시간 덧셈 곱셈·숫자 이어 그림 완성·지난주 스케줄
24. 날짜 시간 덧셈 곱셈·종류별 개수 세기·마음을 위한 보약
25. 날짜 시간 덧셈 곱셈·글 속의 도형 찾기·지난주 스케줄

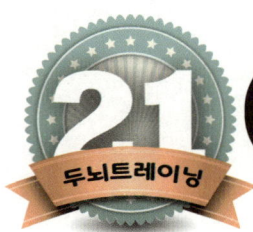

날짜 시간 덧셈 곱셈

년   월   일

현재 날짜와 시각을 사용하여 '날짜 시간 덧셈 곱셈' 활동을 합니다.
계산한 뒤, 계산기로 정답을 확인합니다.

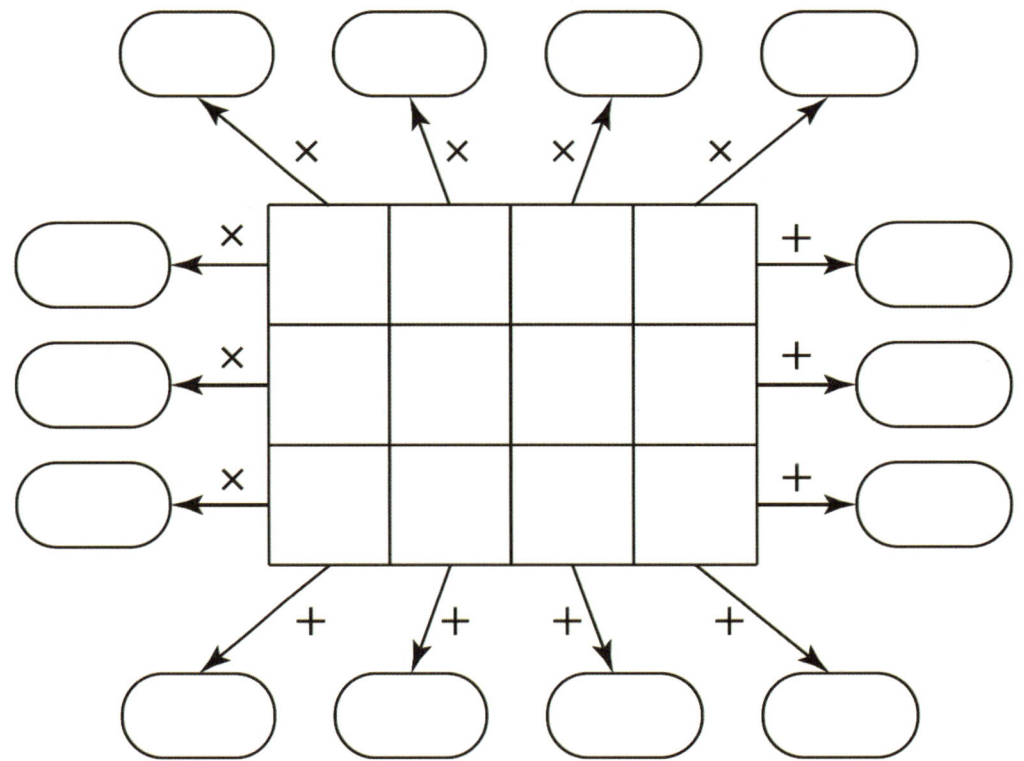

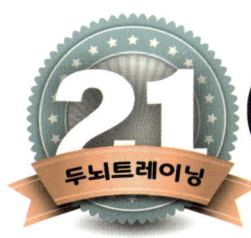

주렁주렁 끝말잇기

주의집중
언어표현
단어구성

처음 주어진 단어의 마지막 문자로 시작하는 단어를 사용하여 끝말잇기를 합니다.
다음의 <보기>처럼 할 수 있는 만큼 계속해 봅니다.

<보기>
잉어 → 어부 → 부자 → 자동차 → 차양 → 양장피 → 피망 → 망치 → …

장갑 → (　　　　) → (　　　　) → (　　　　)

신발 → (　　　　) → (　　　　) → (　　　　)

치마 → (　　　　) → (　　　　) → (　　　　)

잠바 → (　　　　) → (　　　　) → (　　　　)

예시답안 참조

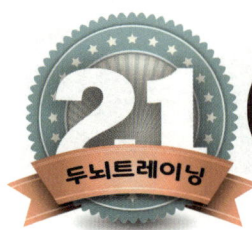

지난주 스케줄

기억력
지남력
언어표현

지난주에 만났던 사람 이름과 장소 그리고 함께 한 일을 적어봅니다.

만난 사람 이름 :

만난 장소 :

만나서 함께 한 일 :

[예시답안]

각자 생각에 따라 다른 답안이 나올 수 있습니다.

장갑 → (갑골문) → (문장) → (장사)

신발 → (발자국) → (국수) → (수박)

치마 → (마포) → (포장) → (장치)

잠바 → (바구니) → (니트) → (트럭)

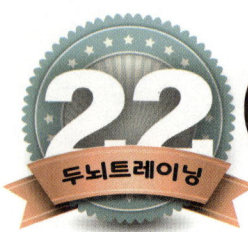

날짜 시간 덧셈 곱셈

_____ 년 ___ 월 ___ 일

현재 날짜와 시각을 사용하여 '날짜 시간 덧셈 곱셈' 활동을 합니다.
계산한 뒤, 계산기로 정답을 확인합니다.

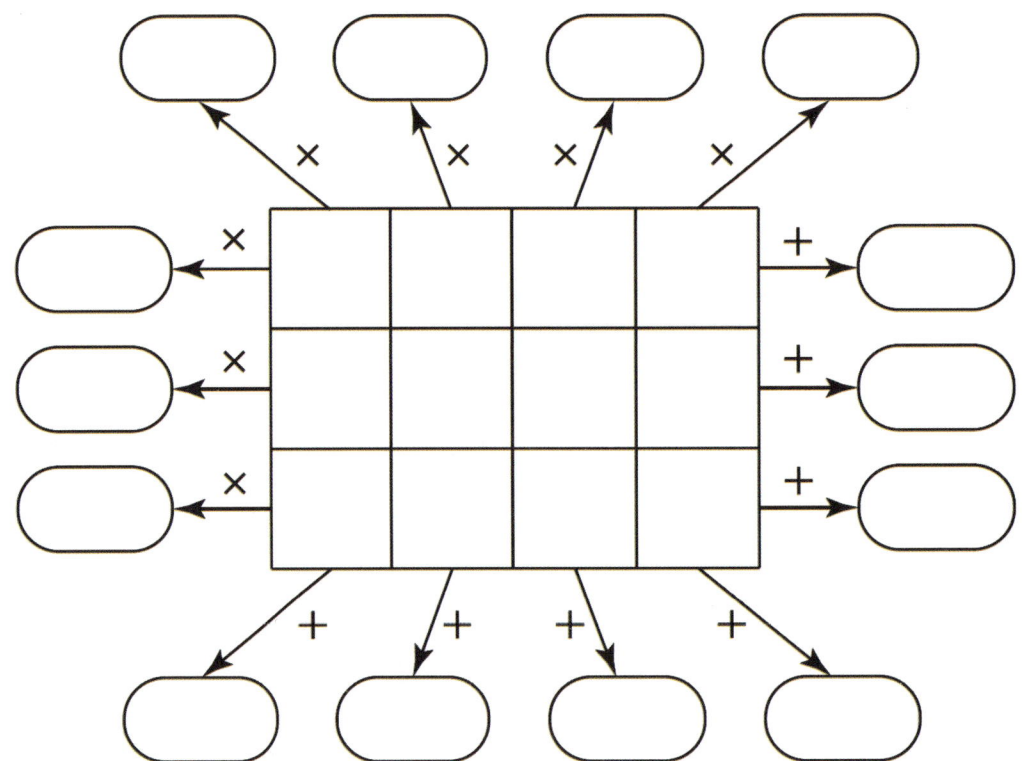

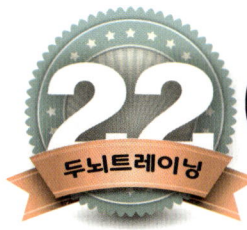

사진 속 색깔 찾기

주의집중
기억력
언어표현

아래 사진 속에 풍선의 색깔을 보이는 대로 다 찾아 적어봅니다.

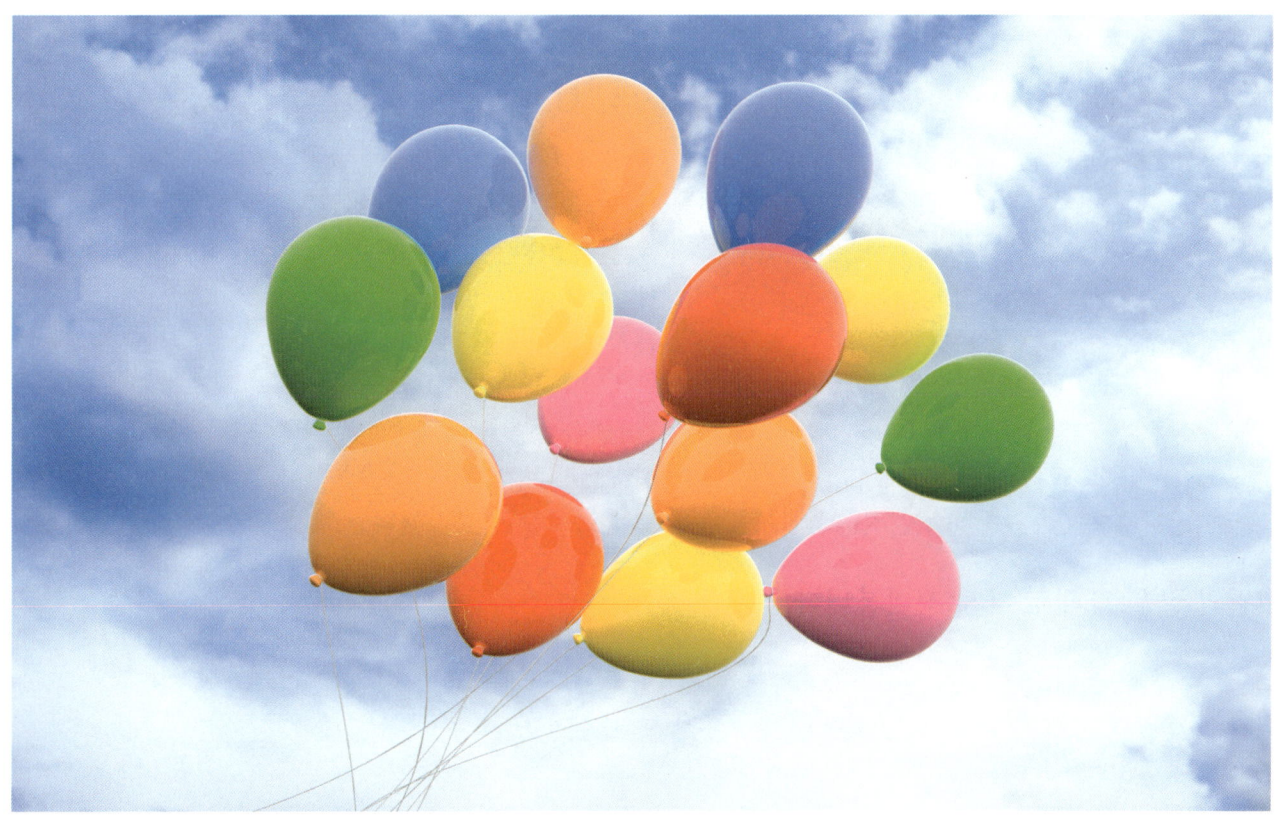

예시답안 참조

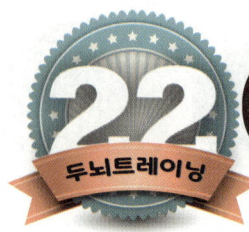

22. 마음을 위한 보약

주의집중
언어이해
소근육운동

문장을 천천히 읽고 글자를 따라 써 봅니다.

세상살이 속에 남에게 한 걸음 양보하는 마음을 놓지 마십시오. 물러날 줄 안다는 것은 곧 앞으로 나아갈 수 있는 밑천을 가지는 일입니다.

출처: 채근담

위의 글을 그대로 다시 적어봅니다.

_____

_____

_____

_____

[예시답안]

분홍, 빨강, 노랑, 주황, 초록, 파랑

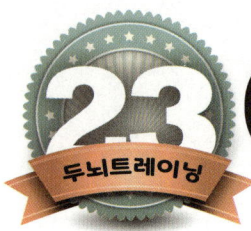

날짜 시간 덧셈 곱셈

_____ 년 월 일

지남력
연산능력
작업기억력

현재 날짜와 시각을 사용하여 '날짜 시간 덧셈 곱셈' 활동을 합니다.
계산한 뒤, 계산기로 정답을 확인합니다.

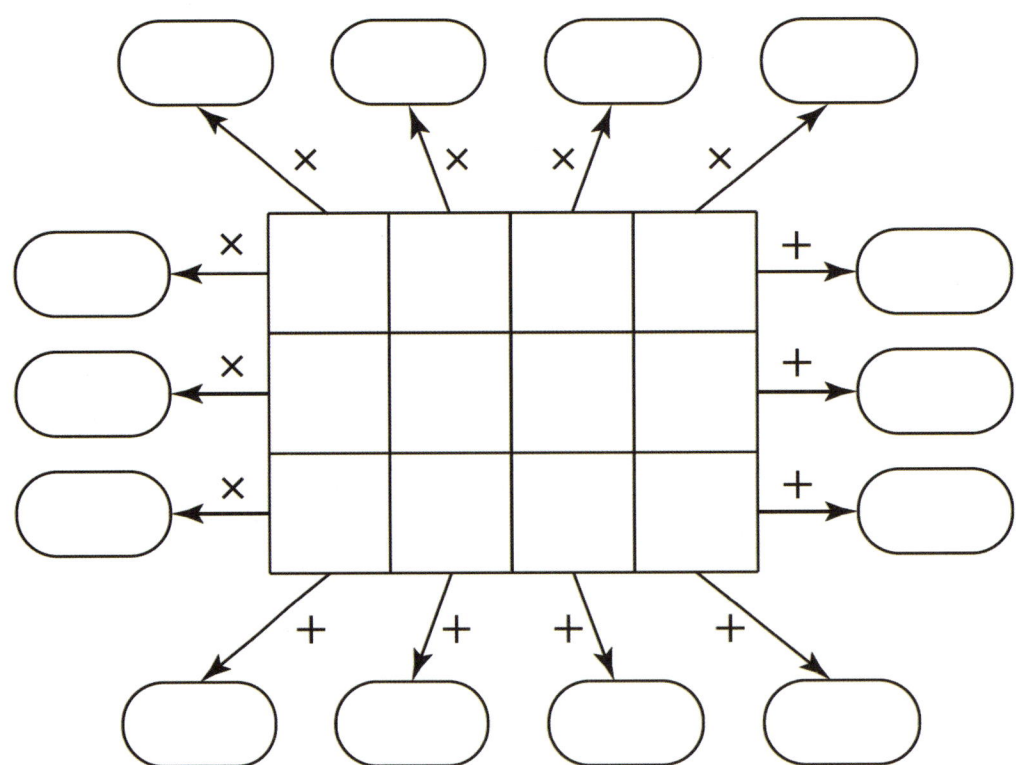

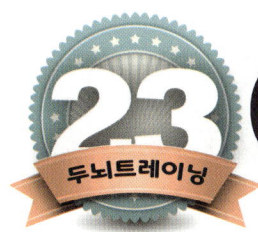

숫자 이어 그림 완성

주의집중
기억력
문제해결

1에서 35까지 숫자를 순서대로 이어가며 그림을 완성합니다. 무엇이 나왔을까요?
이미지가 완성되면 색칠합니다.

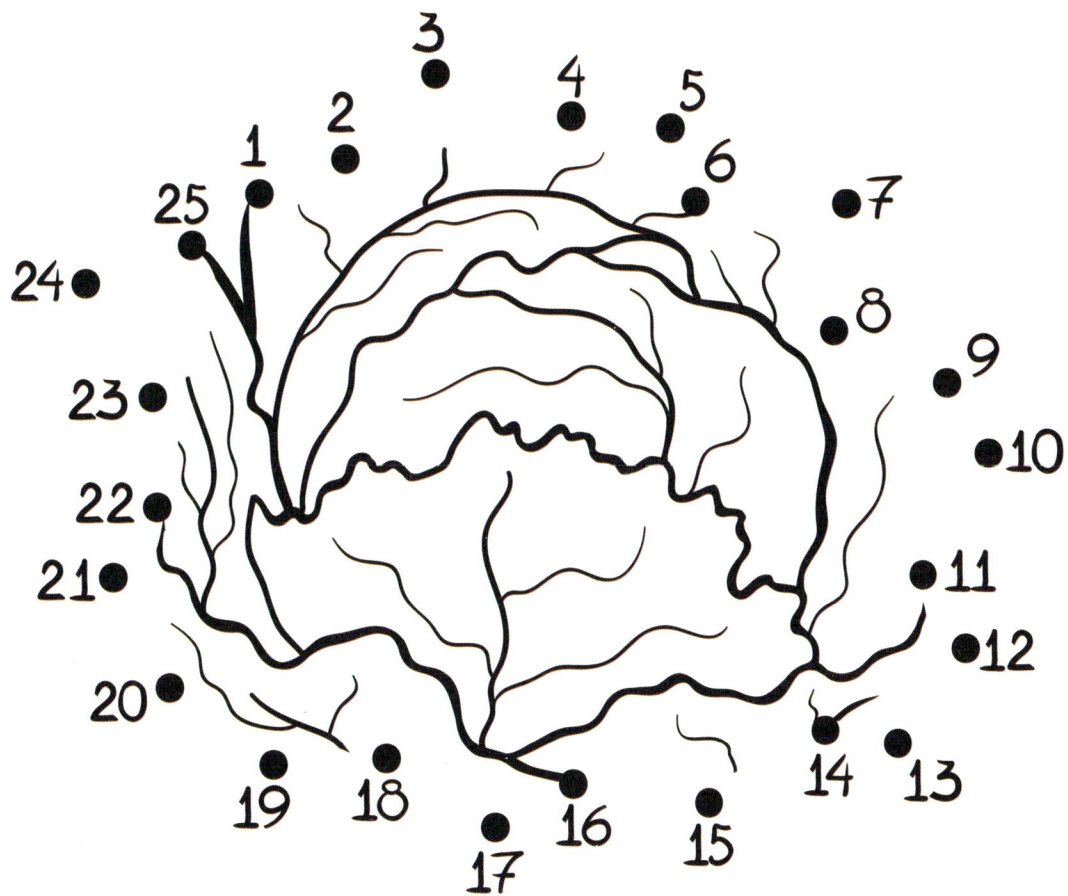

예시답안 참조

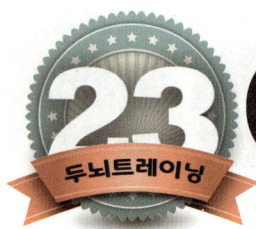

지난주 스케줄

기억력 / 지남력 / 언어표현

지난주에 만났던 사람 이름과 장소 그리고 함께 한 일을 적어봅니다.

만난 사람 이름 :

만난 장소 :

만나서 함께 한 일 :

[예시답안]

양배추입니다.

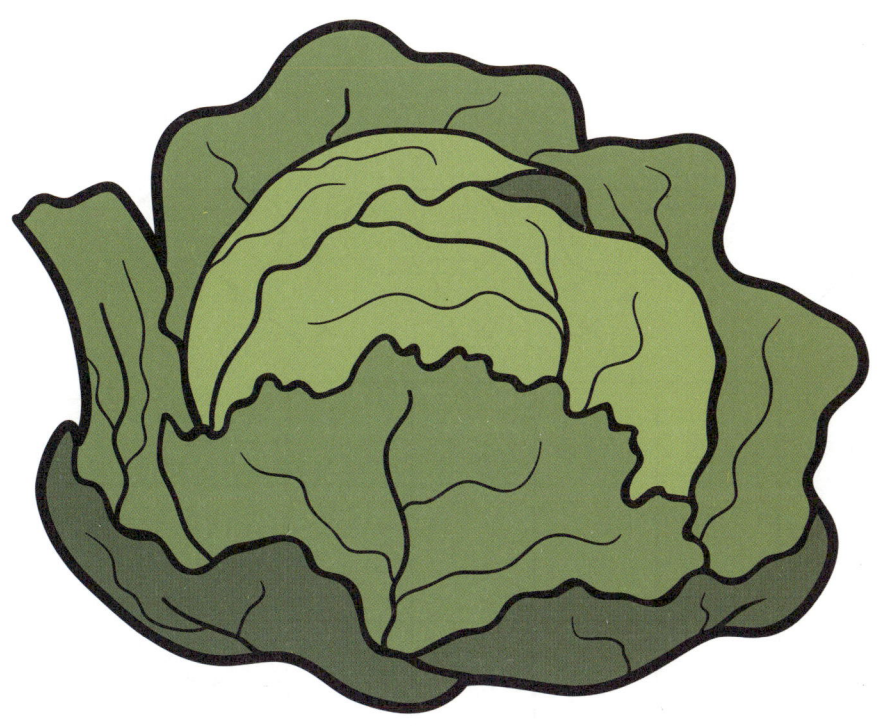

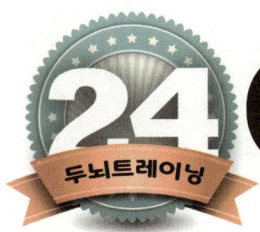

24 날짜 시간 덧셈 곱셈

지남력
연산능력
작업기억력

_____ 년   월   일

현재 날짜와 시각을 사용하여 '날짜 시간 덧셈 곱셈' 활동을 합니다.
계산한 뒤, 계산기로 정답을 확인합니다.

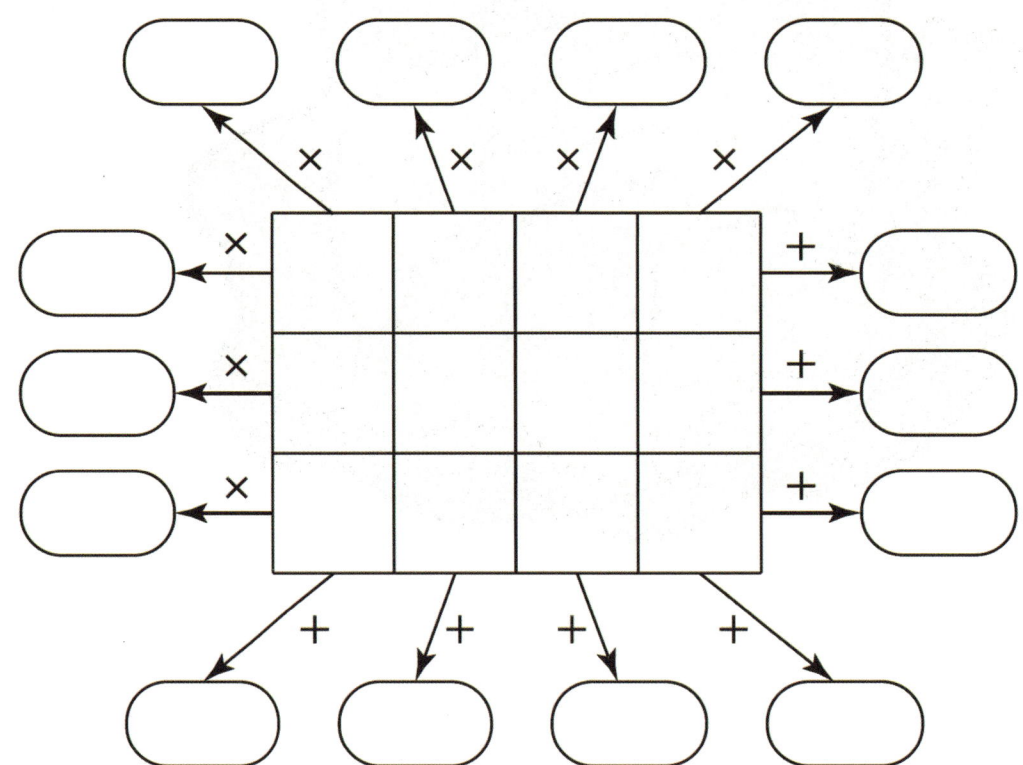

24 두뇌트레이닝

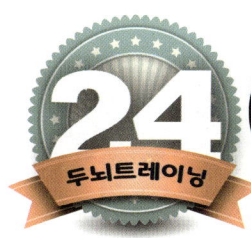

종류별 개수 세기

주의집중
시지각
문제해결

종류별로 몇 개가 있는지 세어 빈칸에 적습니다.

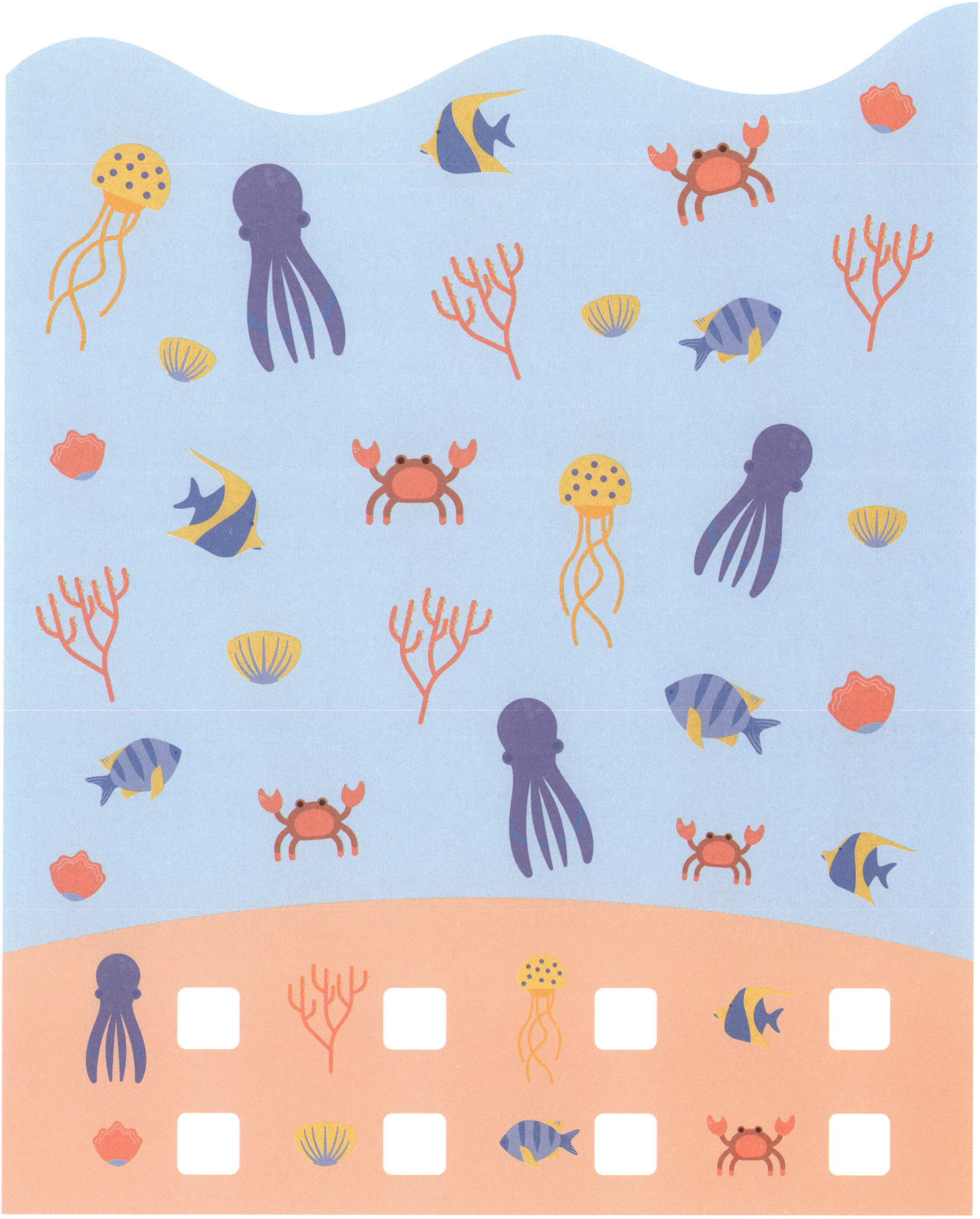

예시답안 참조

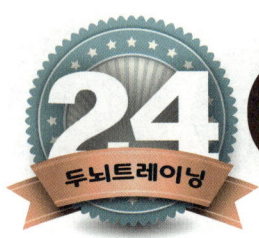

마음을 위한 보약

주의집중
언어이해
소근육운동

문장을 천천히 읽고 글자를 따라 써 봅니다.

사람을 대할 때에도 너그럽게 대하는 것이 결국 나에게 복으로 되돌아온다는 사실을 잊지 않도록 합시다.

출처: 채근담

위의 글을 그대로 다시 적어봅니다.

[예시답안]

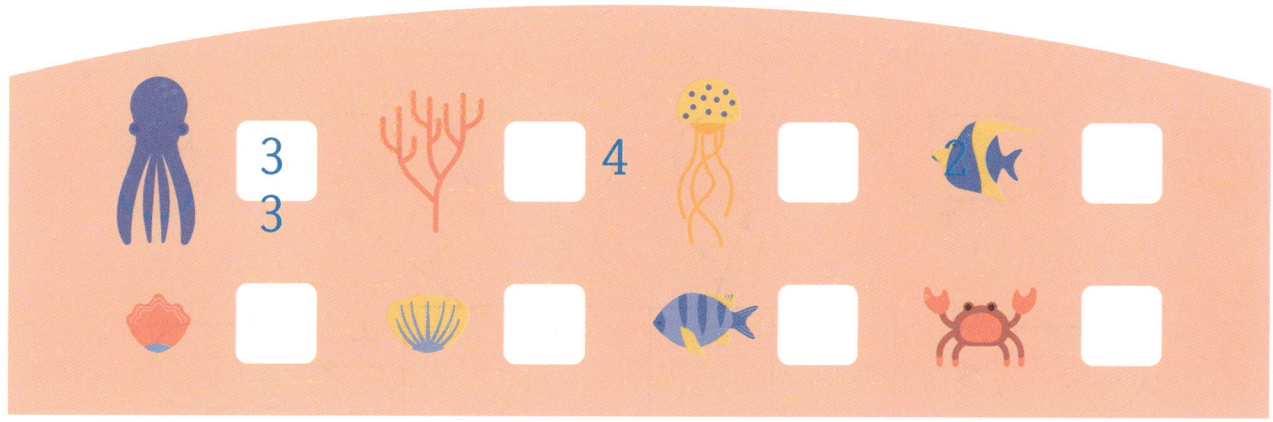

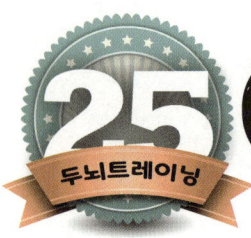

날짜 시간 덧셈 곱셈

지남력
연산능력
작업기억력

_____ 년   월   일

현재 날짜와 시각을 사용하여 '날짜 시간 덧셈 곱셈' 활동을 합니다.
계산한 뒤, 계산기로 정답을 확인합니다.

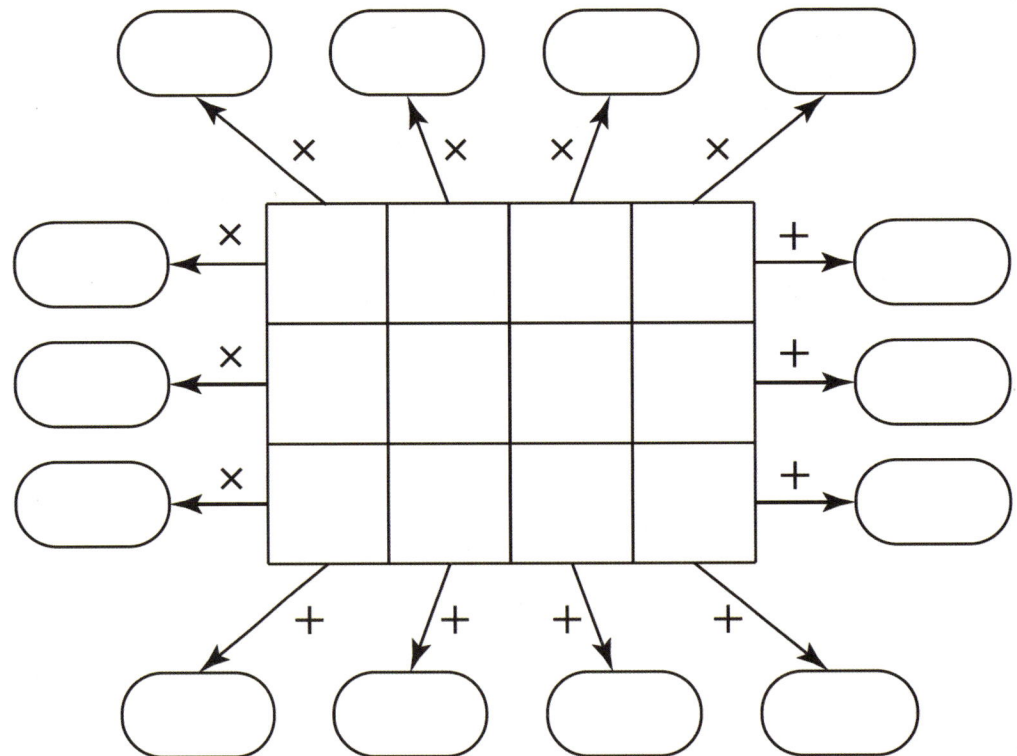

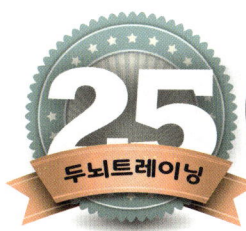

글 속의 도형 찾기

아래 글을 읽으면서 글자 '이'를 찾아 동그라미를 하고, 동그라미 3개씩 이어서 삼각형을 여러 개 만들어 봅니다.

치매예방을 위한 먹거리

음식은 우리의 몸을 만드는 중요한 요인이므로 음식을 통해서 치매 예방 효과를 기대할 수 있다. 치매 예방에 좋은 식품으로 카레의 강황과 감귤류가 있다. 하지만 하루 세끼 카레와 감귤만을 먹을 수 있는 것도 아니기 때문에 치매를 예방하려면 다양하고 균형 잡힌 식사가 중요하다. 일본 아이치현 주민들을 대상으로 한 연구에서는 '다양한 종류의 식품을 섭취한 사람'과 '그렇지 않은 사람'으로 나눈 뒤 10년에 걸쳐 추적했다. 그 결과 예상대로 다양한 종류의 식품을 섭취한 사람들이 그렇지 않은 사람들에 비해 인지 기능이 떨어질 위험이 44%나 낮았다.

그렇다면 어떤 종류의 식품이 효과가 있을까?

일본 규슈대학에서는 후쿠오카현 히사야마초 주민을 대상으로 이와 관련한 또 다른 조사를 하였고, 그 조사에 따르면 콩, 우유, 채소, 해조류를 많이 섭취한 사람들이 치매 발병 위험도가 낮았다. 그리고 한 번에 많이 먹는 것보다 매일 꾸준히 오랜 기간 음식을 섭취하는 것이 더 효과가 높았다. 우유와 유제품의 경우에는 서양에서는 과다 섭취가 문제가 되기도 하지만, 동양의 경우에는 대부분 지나치게 적게 섭취하므로 신경 써서 적극적으로 섭취하는 것이 좋다.

이처럼 치매를 예방하는 데에는 '섭취를 늘려야 할 식품'과 '섭취를 줄여야 할 식품'이 있다. 치매 예방을 위해 섭취해야 하는 식품을 섭취한 사람들의 경우 치매 발병 위험이 40% 더 낮았다. 이렇게 섭취를 늘려야 할 식품으로는 앞에서 언급한 콩, 우유, 채소, 해조류 외에도 과일, 생선, 감자, 달걀 등이 있다. 한편, 쌀과 술은 섭취를 줄여야 한다. 쌀밥을 먹는 게 나쁘다기보다는 밥상에서 쌀밥의 양이 상대적으로 많았다는 것이다. 따라서 쌀밥을 적당히 먹고 반찬을 다양하게 먹는 것이 좋다. 또한 과다한 음주는 치매 위험을 높인다. 폴리페놀이 풍부한 레드와인이 동맥경화를 예방할 수 있지만 폴리페놀 성분은 식물에도 많이 함유되어 있다. 건강에 좋을 것 같다는 생각 때문에 원래 술을 마시지 않는 사람이 무리해서 마실 필요는 없다.

참고문헌: 『치매 전문의도 실천하는 치매 예방법』, 엔도 히데토시, 2021. p. 131~p. 142.

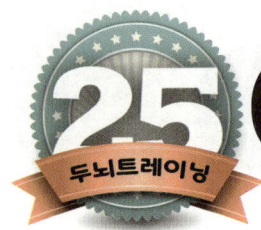

지난주 스케줄

지난주에 만났던 사람 이름과 장소 그리고 함께 한 일을 적어봅니다.

만난 사람 이름 :

만난 장소 :

만나서 함께 한 일 :

NOTE

Week 6

26. 날짜 시간 덧셈 곱셈·숨은 글자 찾기·마음을 위한 보약
27. 날짜 시간 덧셈 곱셈·암호풀이 덧셈 곱셈·지난주 스케줄
28. 날짜 시간 덧셈 곱셈·그림자 찾기·마음을 위한 보약
29. 날짜 시간 덧셈 곱셈·좌우 그림 세기·지난주 스케줄
30. 날짜 시간 덧셈 곱셈·만다라 색칠하기·마음을 위한 보약

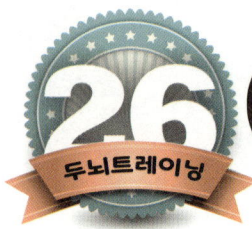

날짜 시간 덧셈 곱셈

_____ 년 월 일

현재 날짜와 시각을 사용하여 '날짜 시간 덧셈 곱셈' 활동을 합니다.
계산한 뒤, 계산기로 정답을 확인합니다.

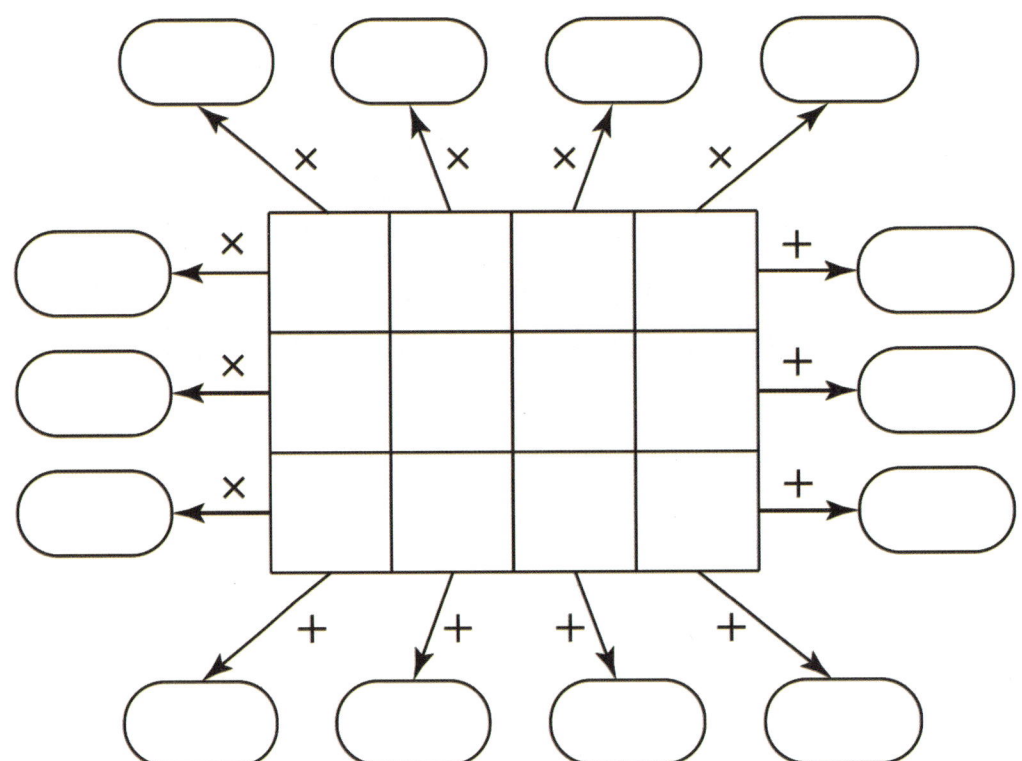

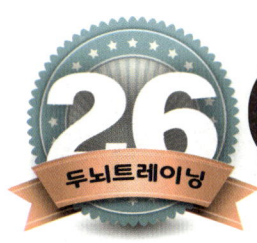

26 숨은 글자 찾기

주의집중
단어구성
문제해결

단어 퍼즐판에서 가로, 세로로 다음 단어들을 찾아봅니다.

| 다다익선 | 권선징악 | 건강장수 | 진수성찬 | 다사다난 | 중언부언 |
| 병자호란 | 지란지교 | 상호작용 | 난중일기 | 원시시대 | 언감생심 |

건	강	장	수	토	진	수	성	찬
리	사	다	권	진	대	비	목	화
다	다	익	선	진	인	상	가	다
사	건	목	징	의	상	계	상	조
다	일	종	악	병	원	시	시	대
난	중	일	기	자	일	기	리	소
물	언	양	상	호	작	용	만	원
주	부	센	지	란	지	교	족	성
나	언	감	생	심	활	성	산	소

예시답안 참조

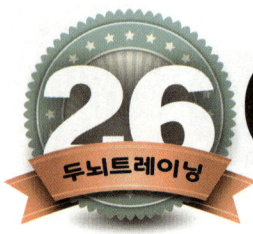

마음을 위한 보약

주의집중
언어이해
소근육운동

문장을 천천히 읽고 글자를 따라 써 봅니다.

남을 이롭게 하는 것이야말로 나를 이롭게 하는 지름길인 것입니다.

출처: 채근담

위의 글을 그대로 다시 적어봅니다.

___

___

___

___

[예시답안]

건	강	장	수	토	진	수	성	찬
리	사	다	권	진	대	비	목	화
다	다	익	선	진	인	상	가	다
사	건	목	징	의	상	계	상	조
다	일	종	악	병	원	시	시	대
난	중	일	기	자	일	기	리	소
물	언	양	상	호	작	용	만	원
주	부	센	지	란	지	교	족	성
나	얼	감	생	심	활	성	산	소

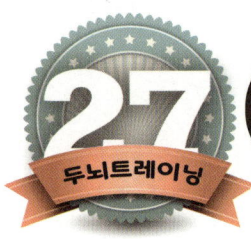

27 날짜 시간 덧셈 곱셈

지남력
연산능력
작업기억력

_____ 년 월 일

현재 날짜와 시각을 사용하여 '날짜 시간 덧셈 곱셈' 활동을 합니다.
계산한 뒤, 계산기로 정답을 확인합니다.

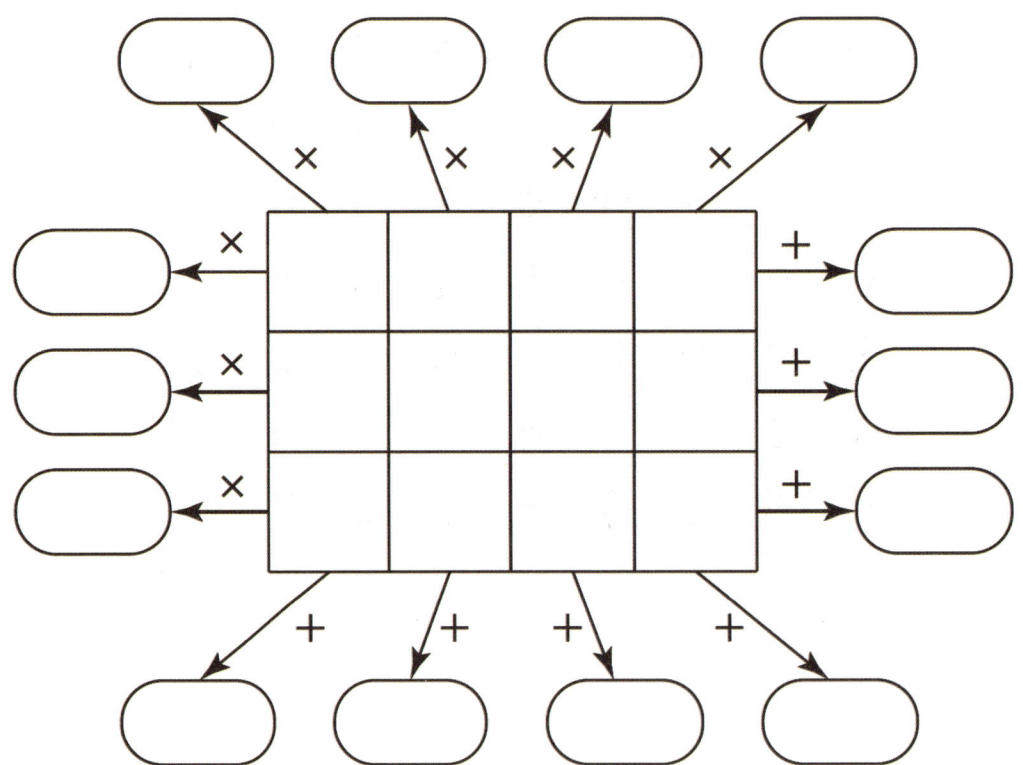

27. 암호풀이 덧셈 곱셈

사물에 해당하는 숫자로 변경하여 수식을 완성하고 계산합니다.

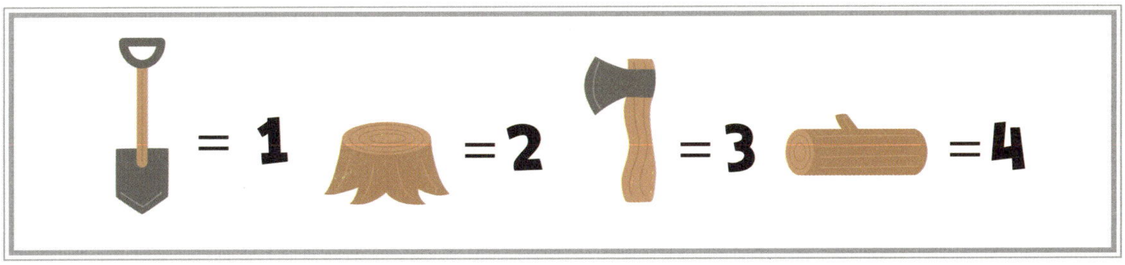

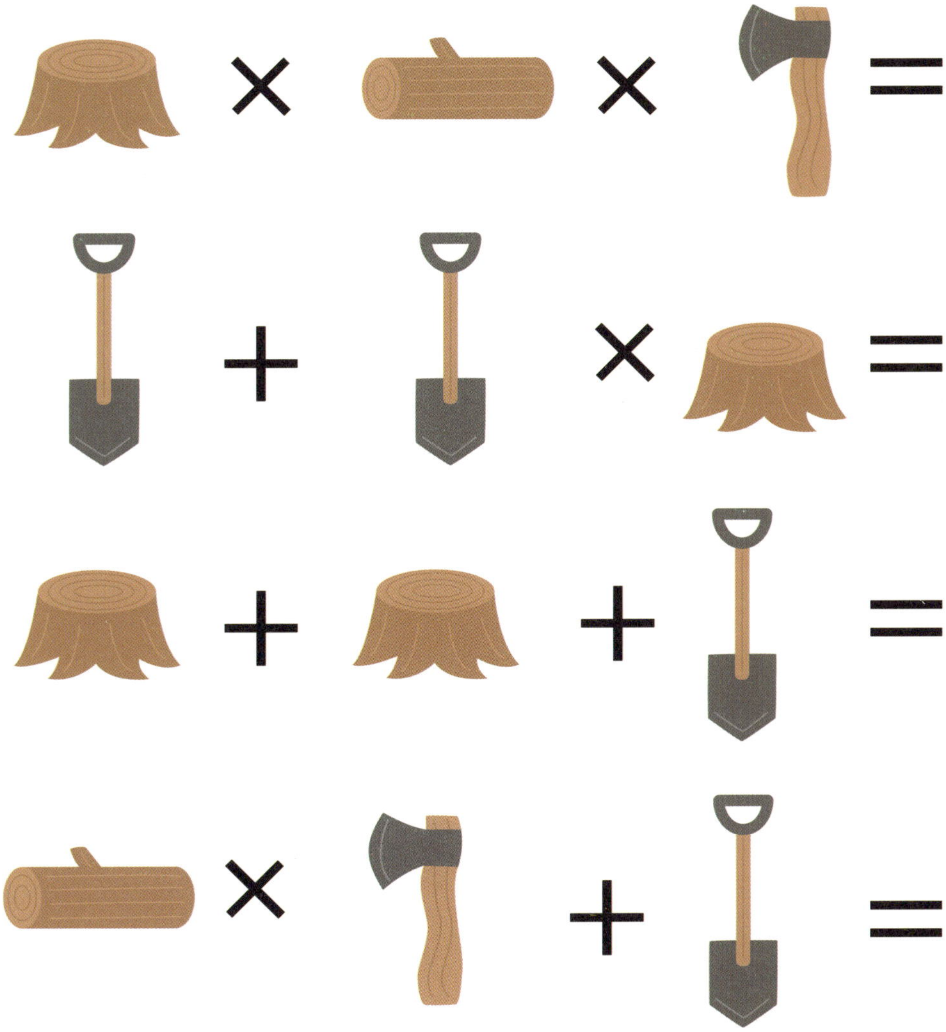

삽 = 1, 나무밑동 = 2, 도끼 = 3, 통나무 = 4

나무밑동 × 통나무 × 도끼 =

삽 + 삽 × 나무밑동 =

나무밑동 + 나무밑동 + 삽 =

통나무 × 도끼 + 삽 =

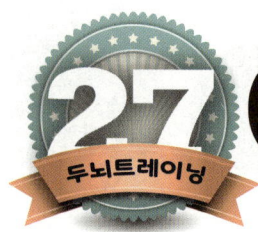

지난주 스케줄

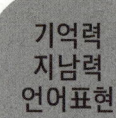

지난주에 만났던 사람 이름과 장소 그리고 함께 한 일을 적어봅니다.

만난 사람 이름 :

만난 장소 :

만나서 함께 한 일 :

[예시답안]

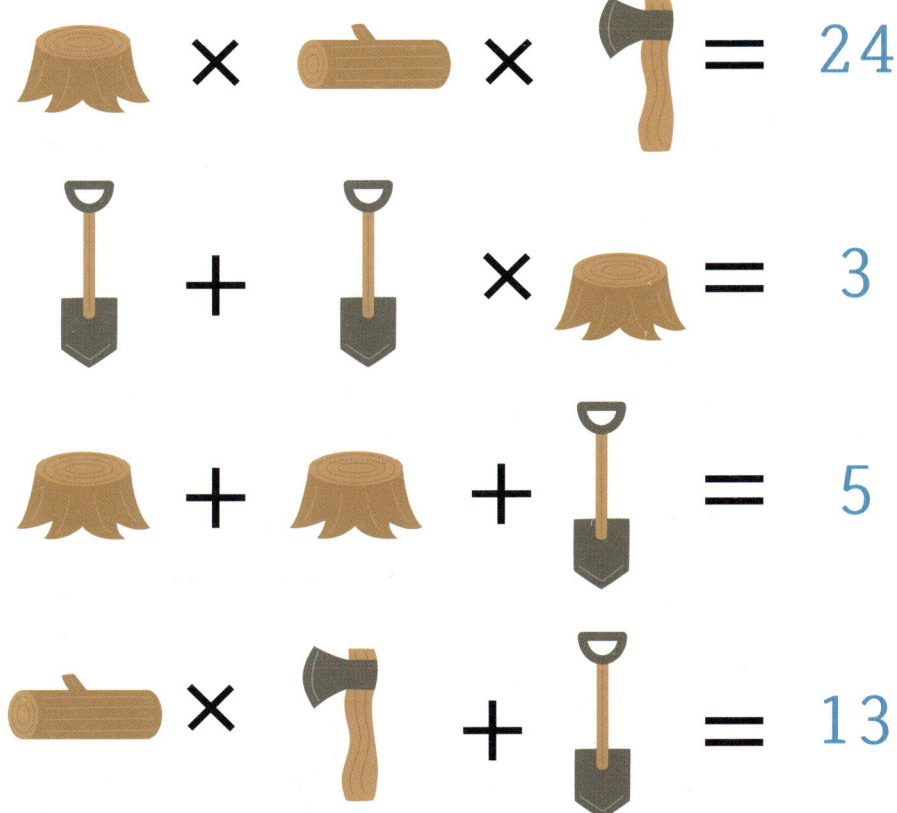

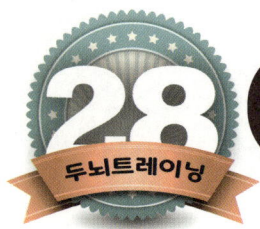

날짜 시간 덧셈 곱셈

지남력
연산능력
작업기억력

_____년 ___월 ___일

현재 날짜와 시각을 사용하여 '날짜 시간 덧셈 곱셈' 활동을 합니다.
계산한 뒤, 계산기로 정답을 확인합니다.

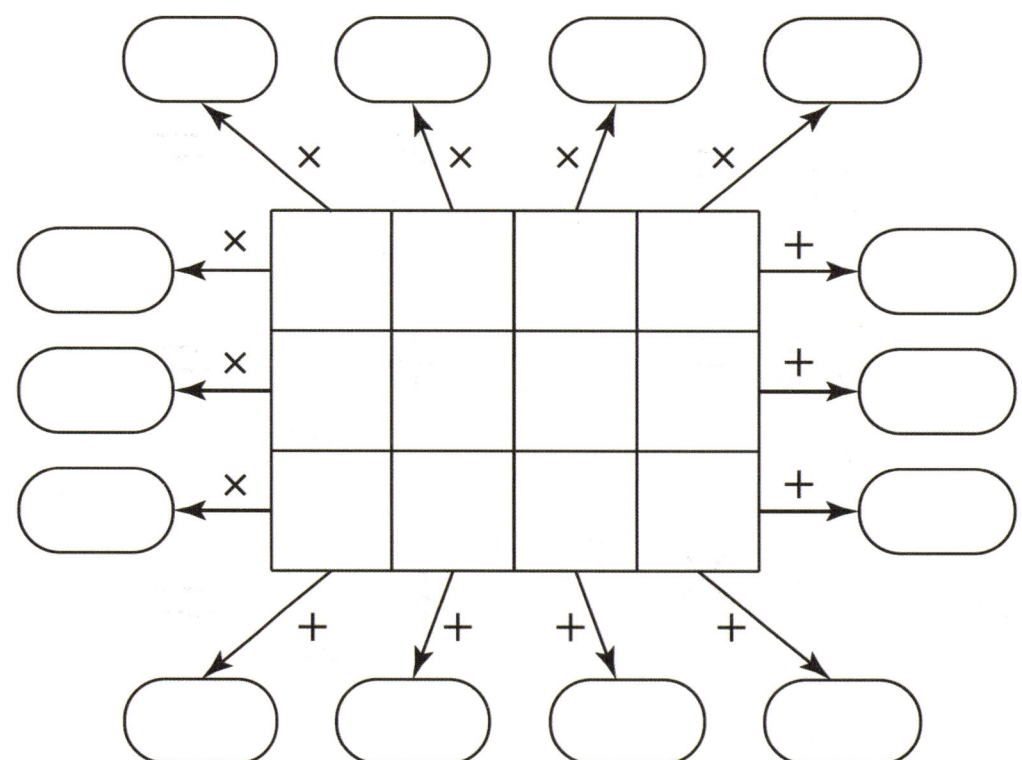

28 두뇌트레이닝

그림자 찾기

주의집중
연상기능
작업기억

동물들의 그림자를 찾아 연결시킵니다.

①

②

③

④

⑤

Ⓐ

Ⓑ

Ⓒ

Ⓓ

Ⓔ

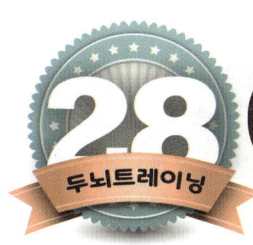

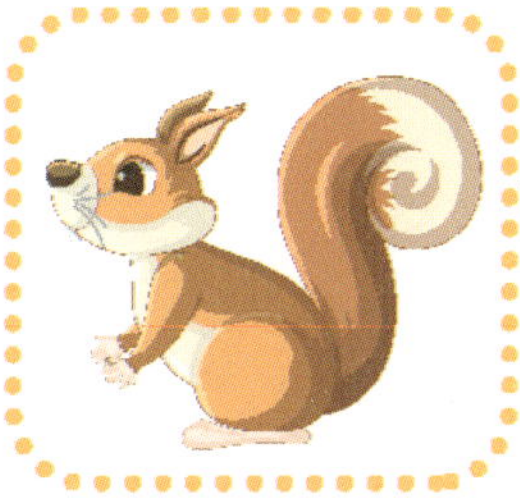

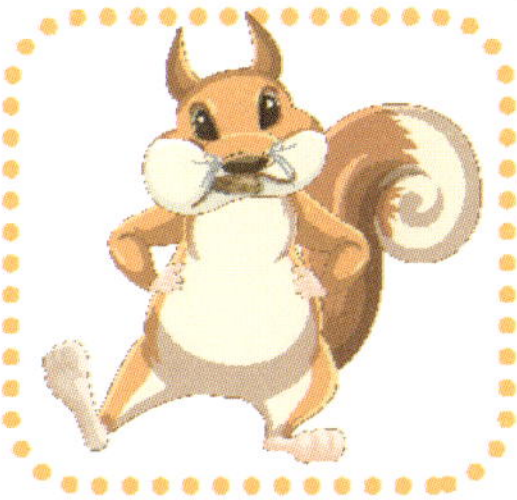

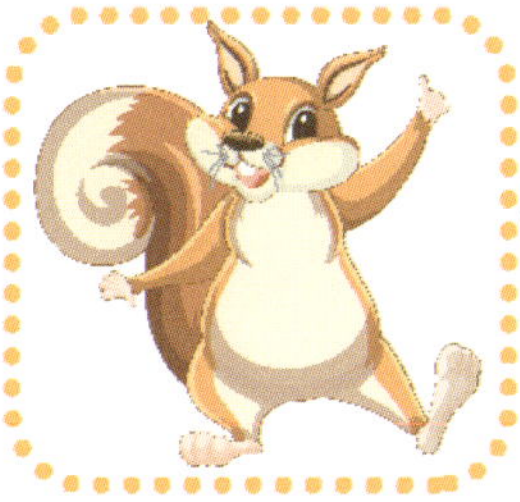

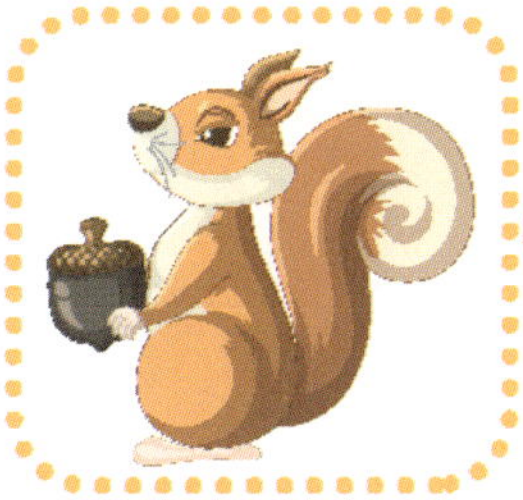

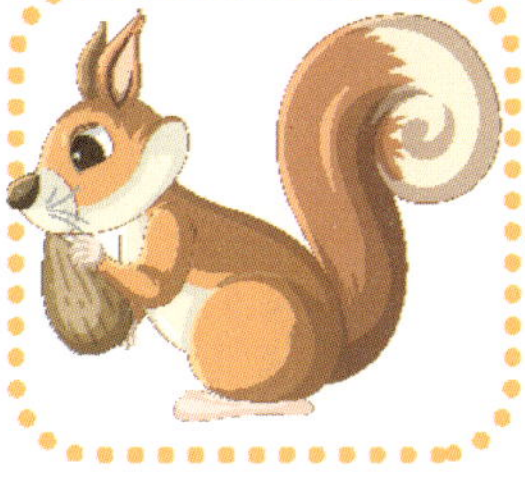

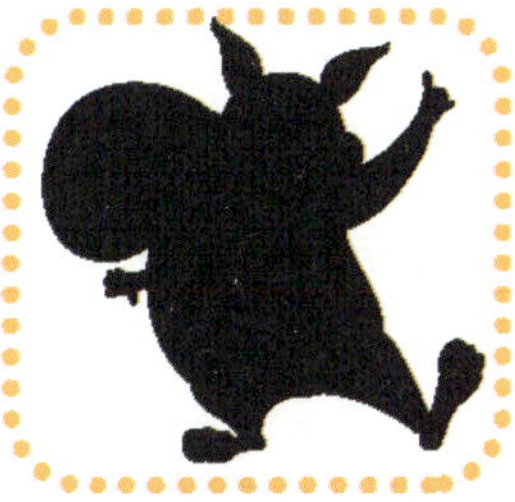

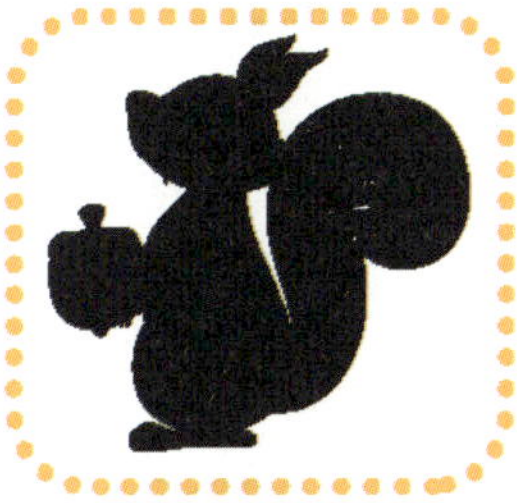

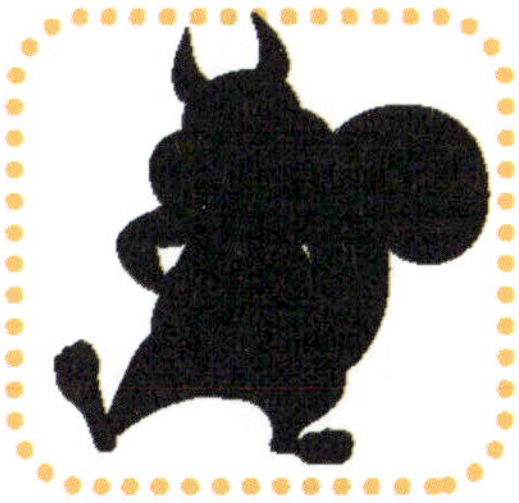

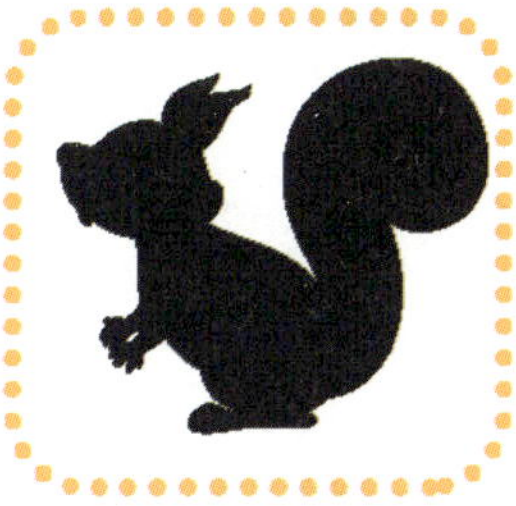

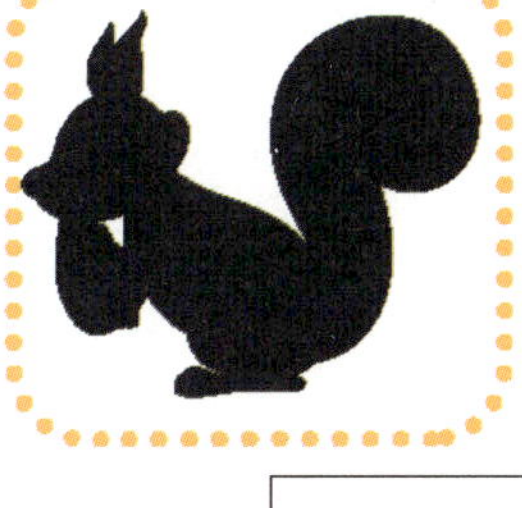

예시답안 참조

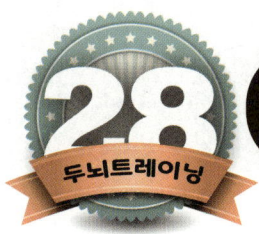

28 마음을 위한 보약

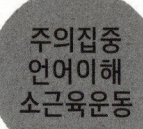

문장을 천천히 읽고 글자를 따라 써 봅니다.

남에게 베푼 선행은 마음에 새기지 말되, 내가 남에게 해 주지 못한 점은 늘 마음에 담아두십시오.

출처: 채근담

위의 글을 그대로 다시 적어봅니다.

___

___

___

___

[예시답안]

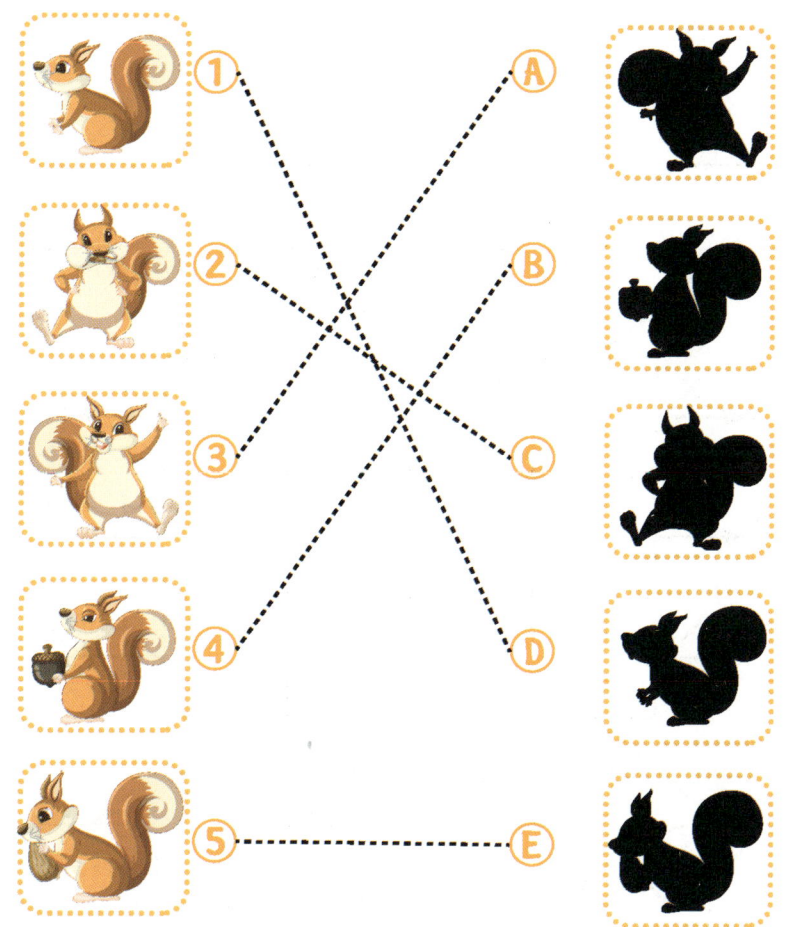

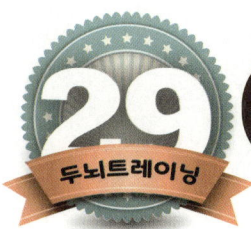

날짜 시간 덧셈 곱셈

지남력
연산능력
작업기억력

_____ 년   월   일

현재 날짜와 시각을 사용하여 '날짜 시간 덧셈 곱셈' 활동을 합니다.
계산한 뒤, 계산기로 정답을 확인합니다.

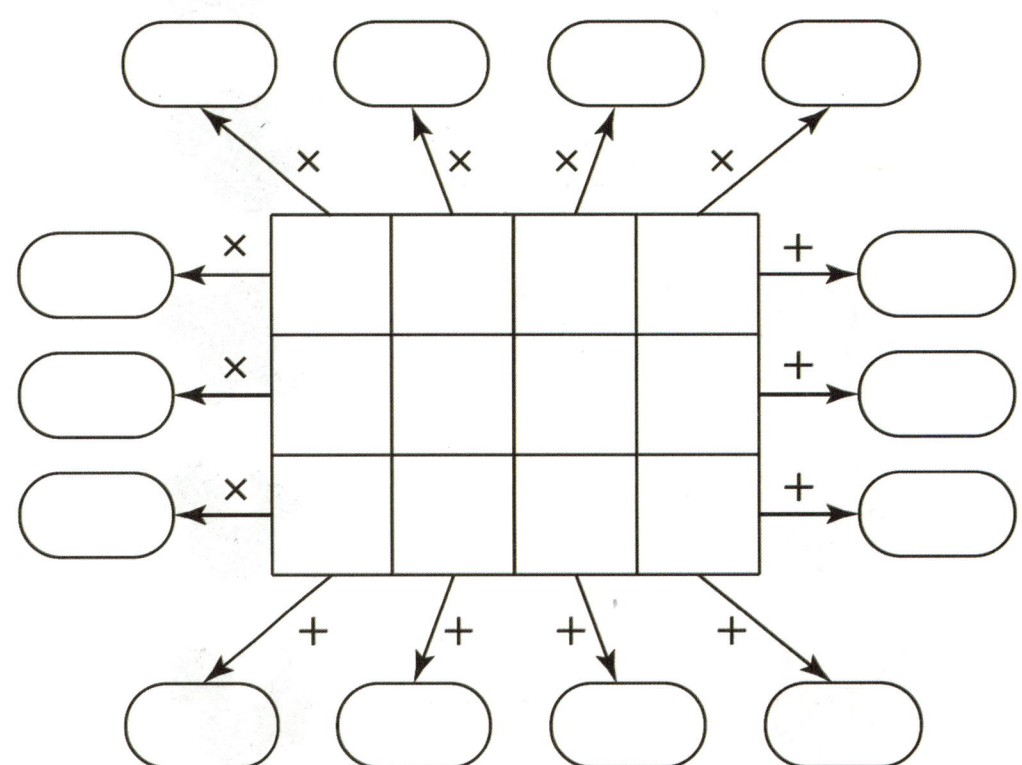

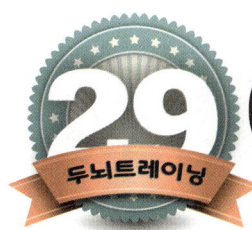

좌우 그림 세기

주의집중
시지각
문제해결

왼쪽을 바라보는 고래 개수를 세어 왼쪽 빈칸에 적고, 오른쪽을 바라보는 고래 개수를 세어 오른쪽 빈칸에 적습니다.

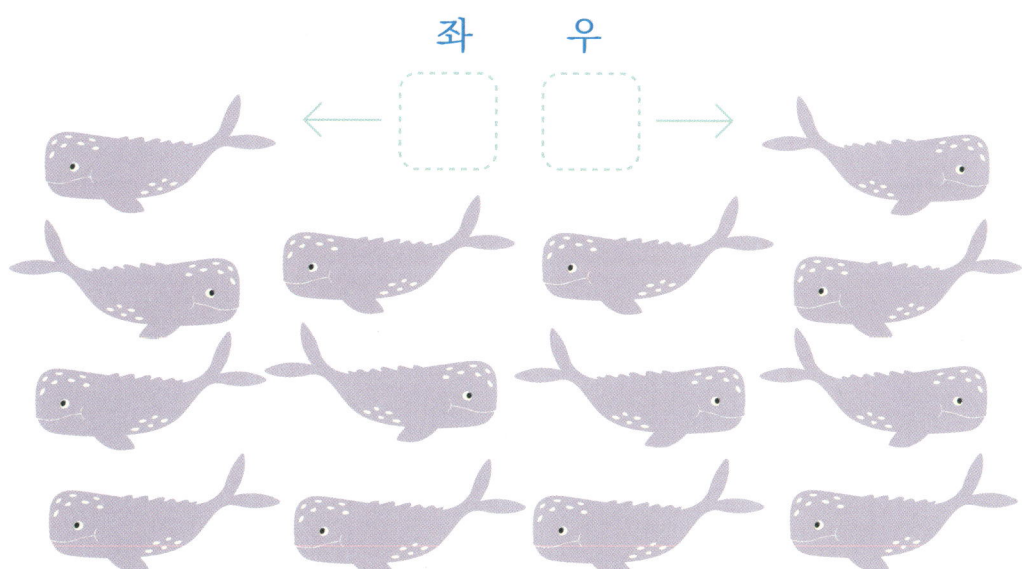

예시답안 참조

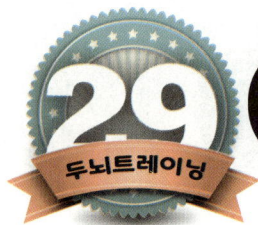

지난주 스케줄

기억력
지남력
언어표현

지난주에 만났던 사람 이름과 장소 그리고 함께 한 일을 적어봅니다.

만난 사람 이름 :

만난 장소 :

만나서 함께한 일 :

[예시답안]

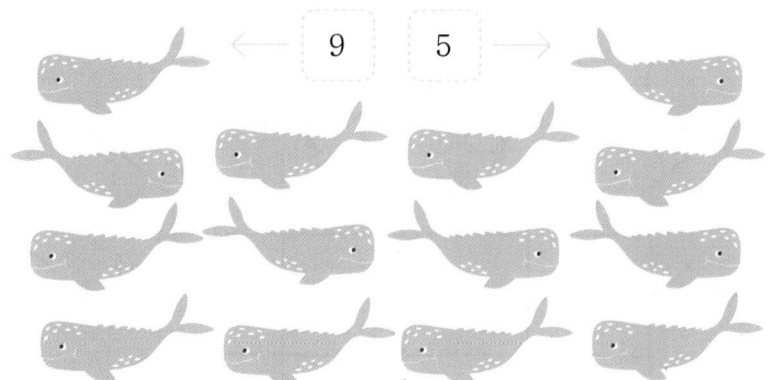

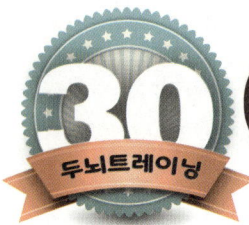

날짜 시간 덧셈 곱셈

지남력
연산능력
작업기억력

_____ 년   월   일

현재 날짜와 시각을 사용하여 '날짜 시간 덧셈 곱셈' 활동을 합니다.
계산한 뒤, 계산기로 정답을 확인합니다.

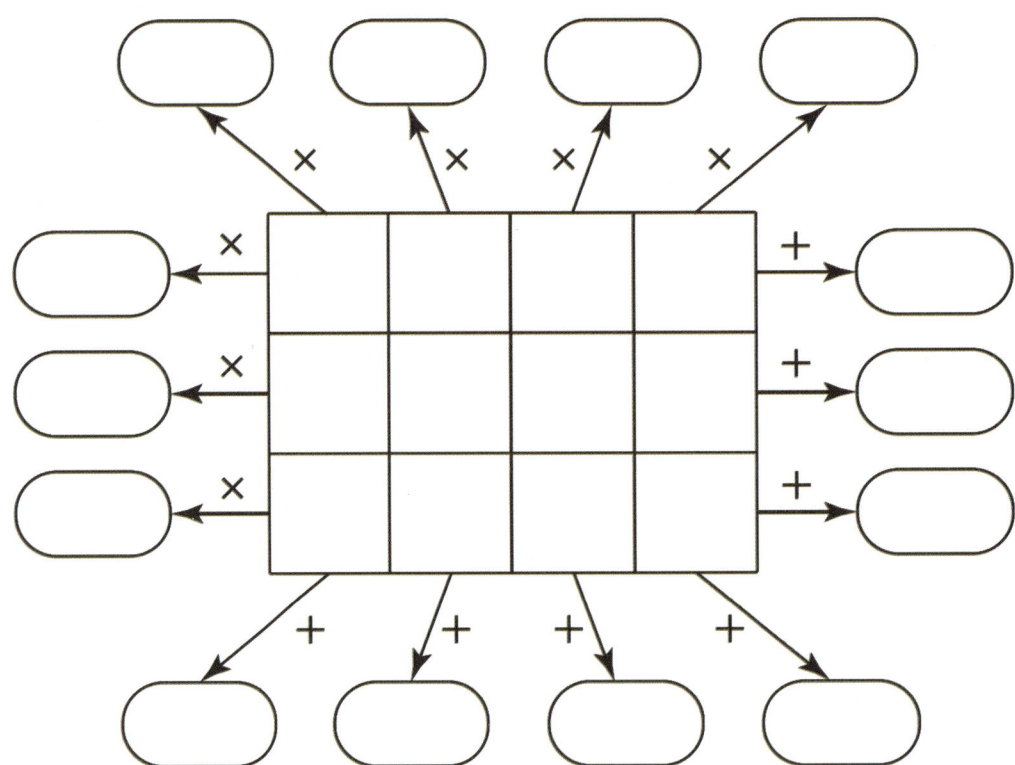

30 두뇌트레이닝

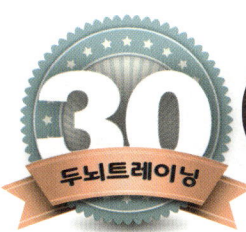

만다라 색칠하기

주의집중
소근육운동
언어표현

다음의 그림을 예쁘게 색칠하고 완성된 이미지를 보고 떠오르는 제목을 붙여봅니다.

제 목 :

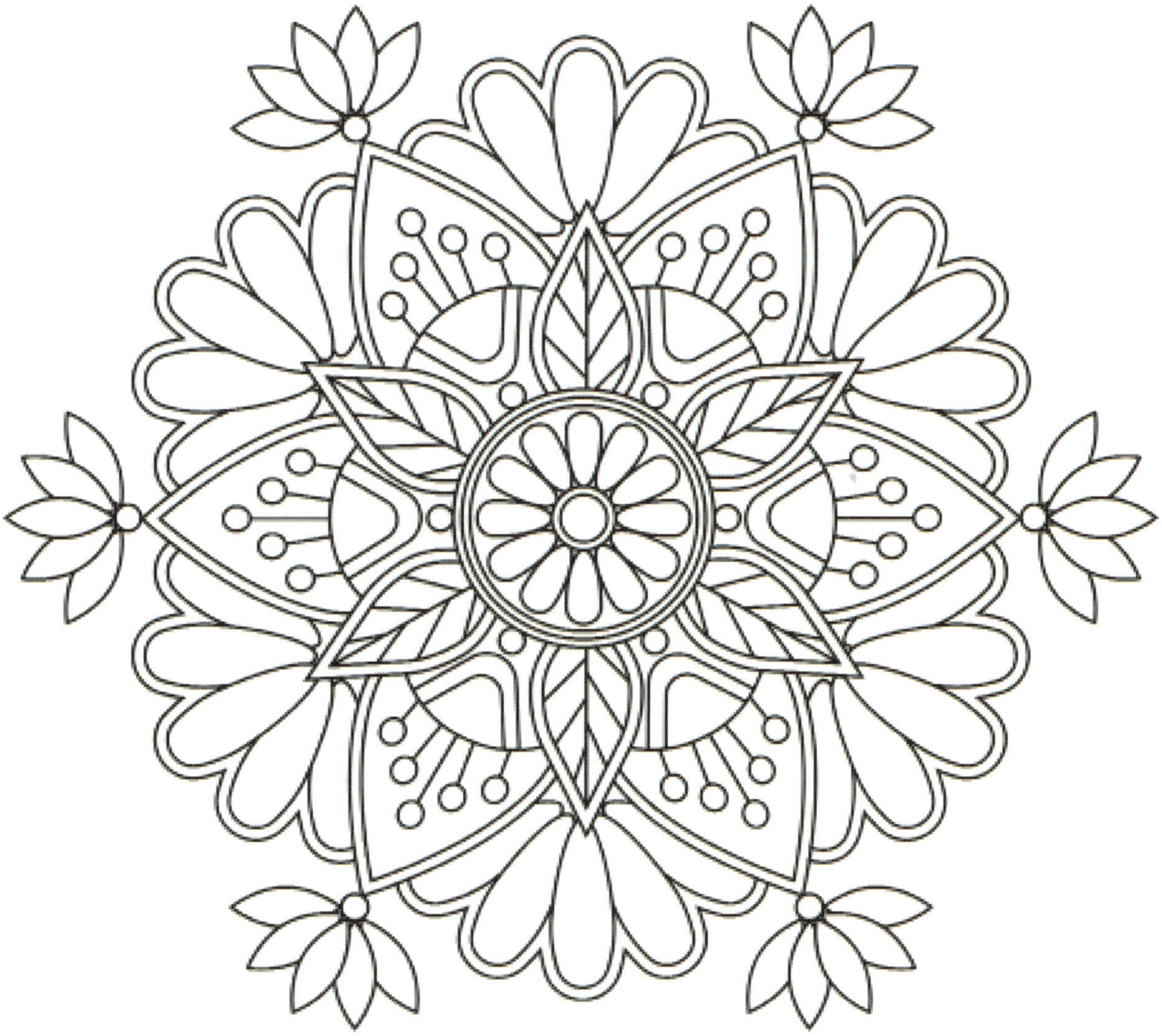

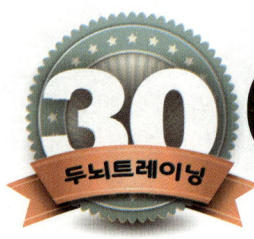

마음을 위한 보약

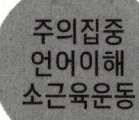

문장을 천천히 읽고 글자를 따라 써 봅니다.

다른 사람의 은혜는 잊지 말되, 남이 나에게 미친 해악은 바로 잊도록 해야 합니다.

출처: 채근담

위의 글을 그대로 다시 적어봅니다.

NOTE

Week 7

31. 날짜 시간 덧셈 곱셈·주렁주렁 끝말잇기·지난주 스케줄
32. 날짜 시간 덧셈 곱셈·나만의 요리 레시피·마음을 위한 보약
33. 날짜 시간 덧셈 곱셈·꼬불꼬불 미로 찾기·지난주 스케줄
34. 날짜 시간 덧셈 곱셈·수수께끼 연산·마음을 위한 보약
35. 날짜 시간 덧셈 곱셈·글 속의 도형 찾기·지난주 스케줄

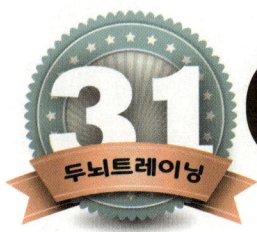

날짜 시간 덧셈 곱셈

_____ 년   월   일

현재 날짜와 시각을 사용하여 '날짜 시간 덧셈 곱셈' 활동을 합니다.
계산한 뒤, 계산기로 정답을 확인합니다.

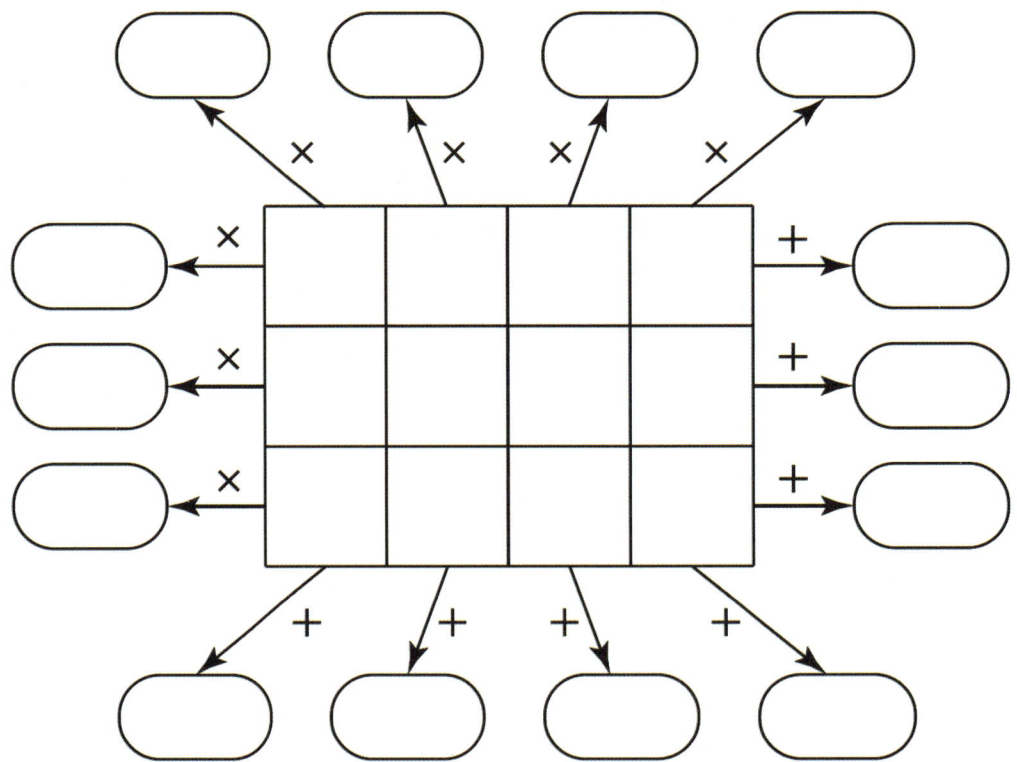

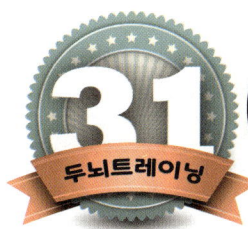

주렁주렁 끝말잇기

주의집중 / 언어표현 / 단어구성

처음 주어진 단어의 마지막 문자로 시작하는 단어를 사용하여 끝말잇기를 합니다.
다음의 <보기>처럼 할 수 있는 만큼 계속해 봅니다.

<보기>
잉어 → 어부 → 부자 → 자동차 → 차양 → 양장피 → 피망 → 망치 → …

서랍 → (　　　　) → (　　　　) → (　　　　)

탁자 → (　　　　) → (　　　　) → (　　　　)

책장 → (　　　　) → (　　　　) → (　　　　)

화장대 → (　　　　) → (　　　　) → (　　　　)

예시답안 참조

143

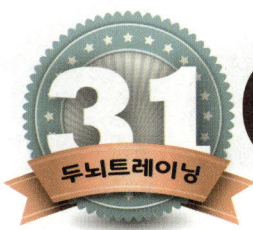

지난주 스케줄

지난주에 만났던 사람 이름과 장소 그리고 함께 한 일을 적어봅니다.

만난 사람 이름 :

만난 장소 :

만나서 함께 한 일 :

[예시답안]

각자 생각에 따라 다른 답안이 나올 수 있습니다.

서랍 → (랍 스 터) → (터 널) → (널 판 지)

탁자 → (자 수) → (수 박) → (박 자)

책장 → (장 소) → (소 망) → (망 원 경)

화장대 → (대 사) → (사 진) → (진 화)

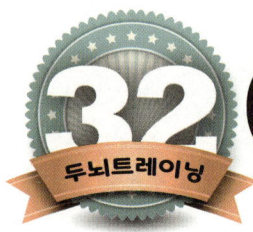

날짜 시간 덧셈 곱셈

지남력
연산능력
작업기억력

_____ 년   월   일

현재 날짜와 시각을 사용하여 '날짜 시간 덧셈 곱셈' 활동을 합니다.
계산한 뒤, 계산기로 정답을 확인합니다.

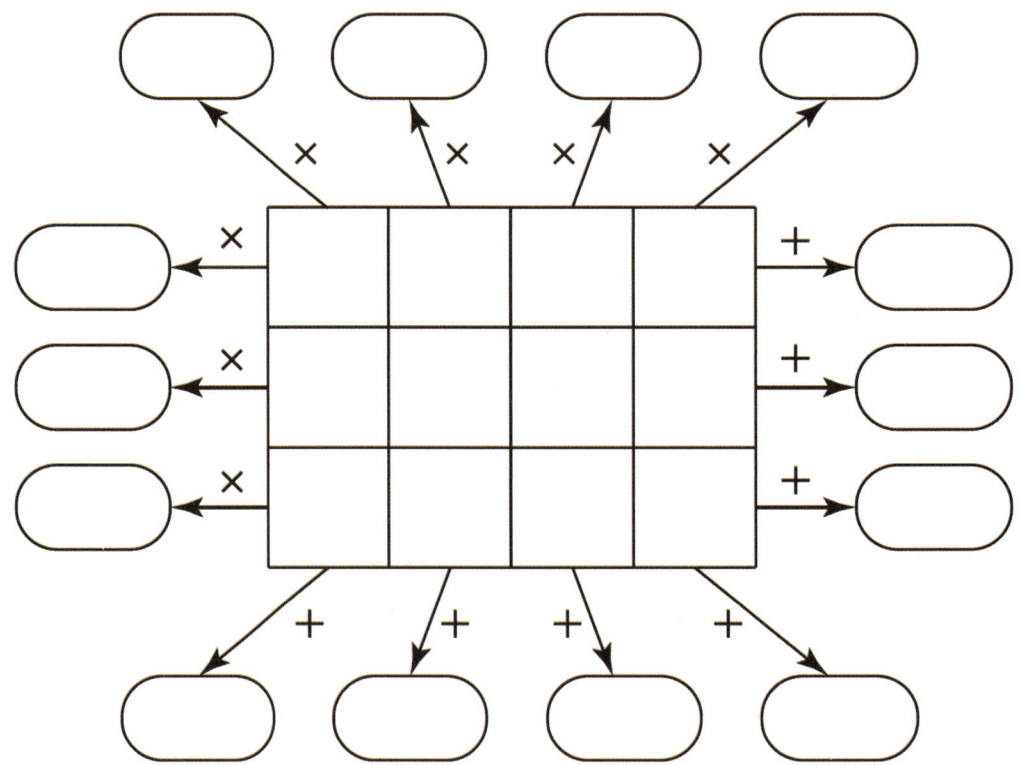

32 두뇌트레이닝

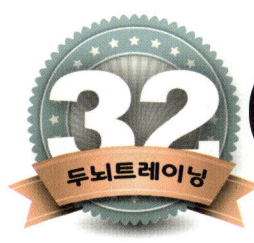

나만의 요리 레시피

주의집중
언어표현
문제해결

아래 재료들의 이름을 적어보고, 각자 샌드위치를 만들 때 사용하는 재료를 말해봅니다.

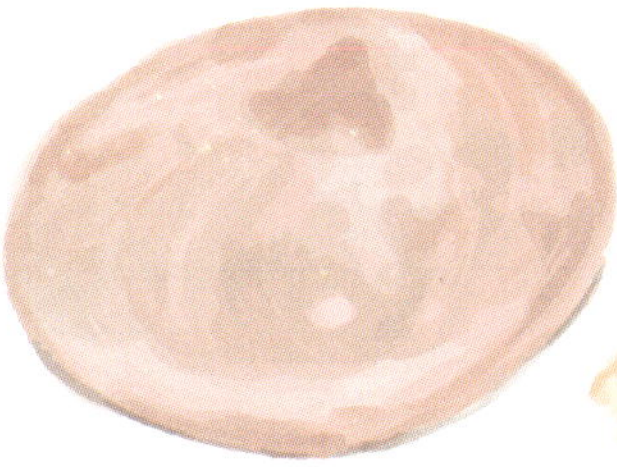

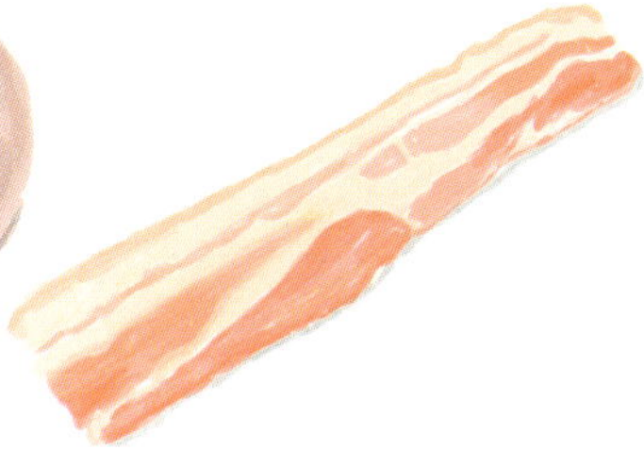

예시답안 참조

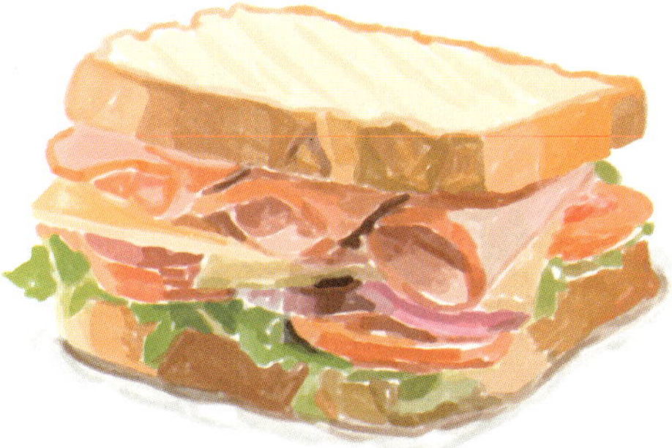

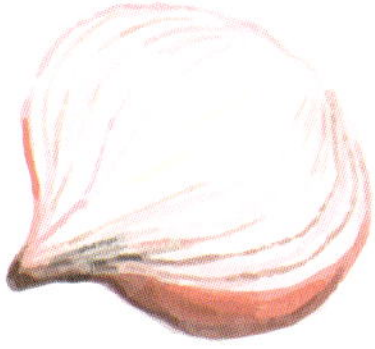

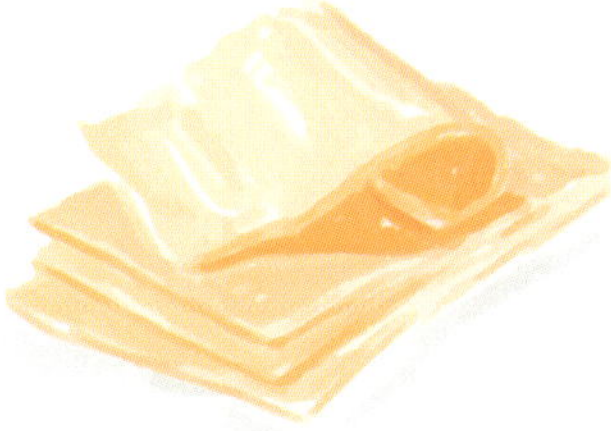

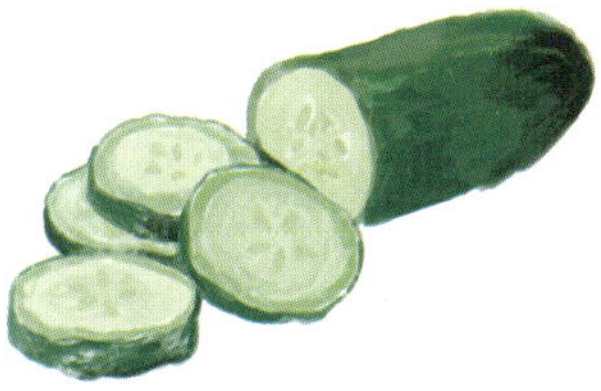

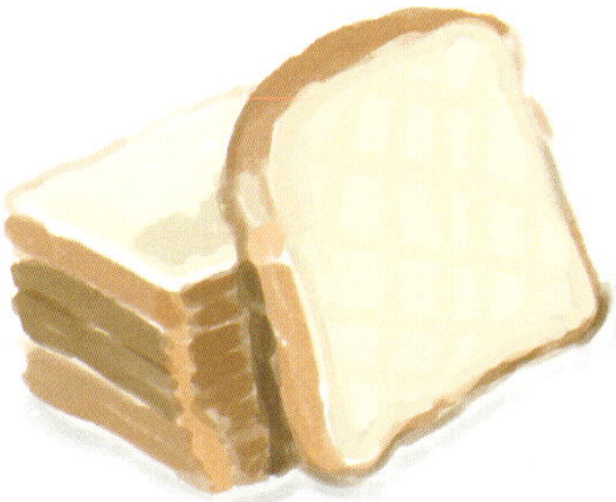

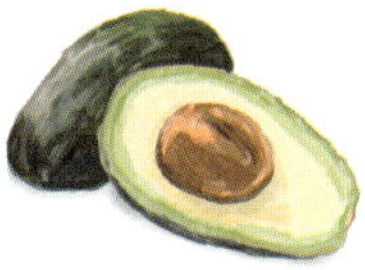

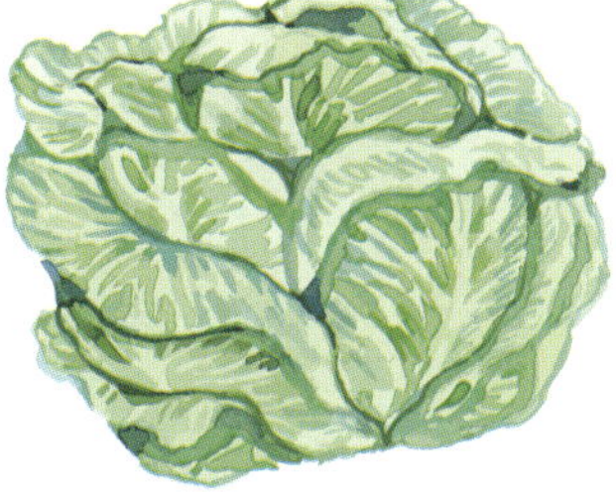

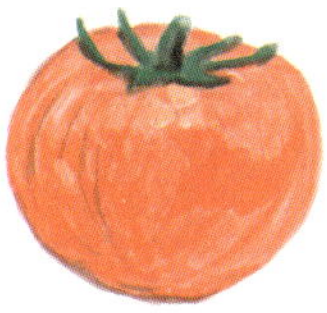

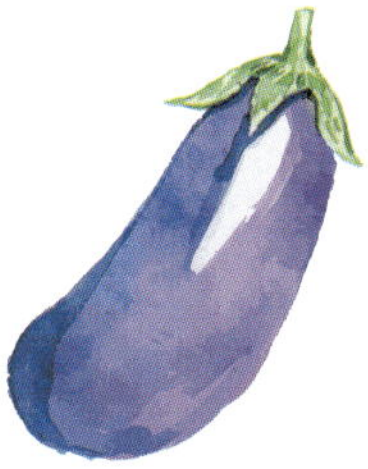

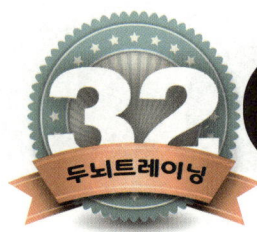

마음을 위한 보약

문장을 천천히 읽고 글자를 따라 써 봅니다.

자식이 효도하면 어버이가 기뻐하고 집안이 두루 화목하면 만사가 잘 이루어지게 됩니다.

출처: 채근담

위의 글을 그대로 다시 적어봅니다.

___
___
___
___

[예시답안]

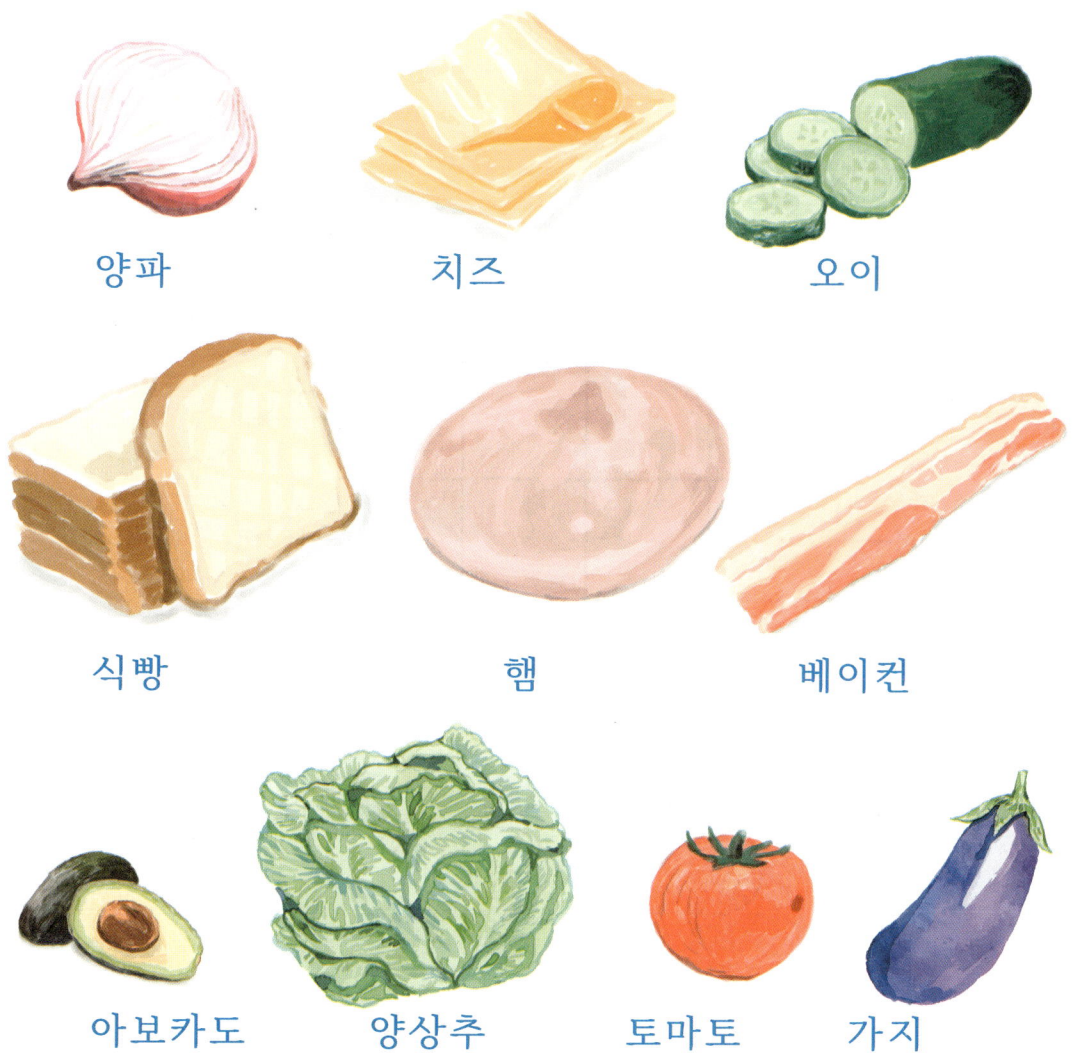

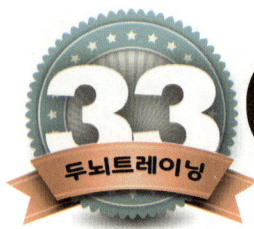

날짜 시간 덧셈 곱셈

지남력
연산능력
작업기억력

_____ 년   월   일

현재 날짜와 시각을 사용하여 '날짜 시간 덧셈 곱셈' 활동을 합니다.
계산한 뒤, 계산기로 정답을 확인합니다.

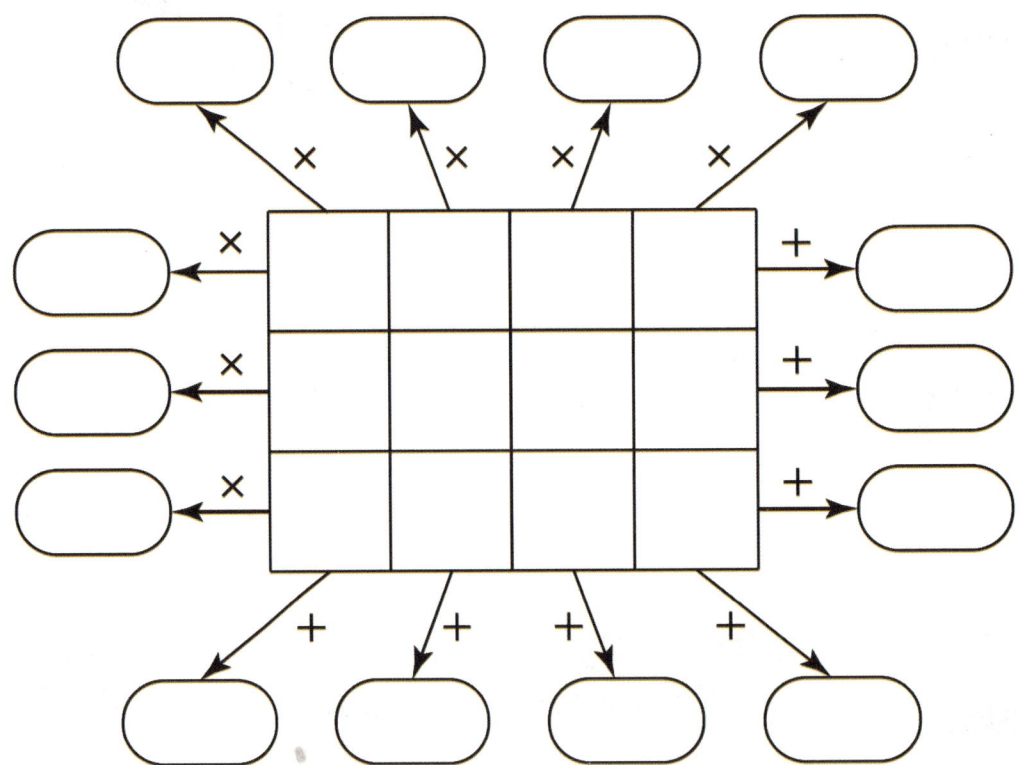

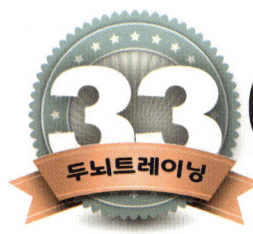

꼬불꼬불 미로 찾기

주의집중
기억력
문제해결

아이가 집으로 잘 찾아갈 수 있도록 길을 잘 찾아봅니다.

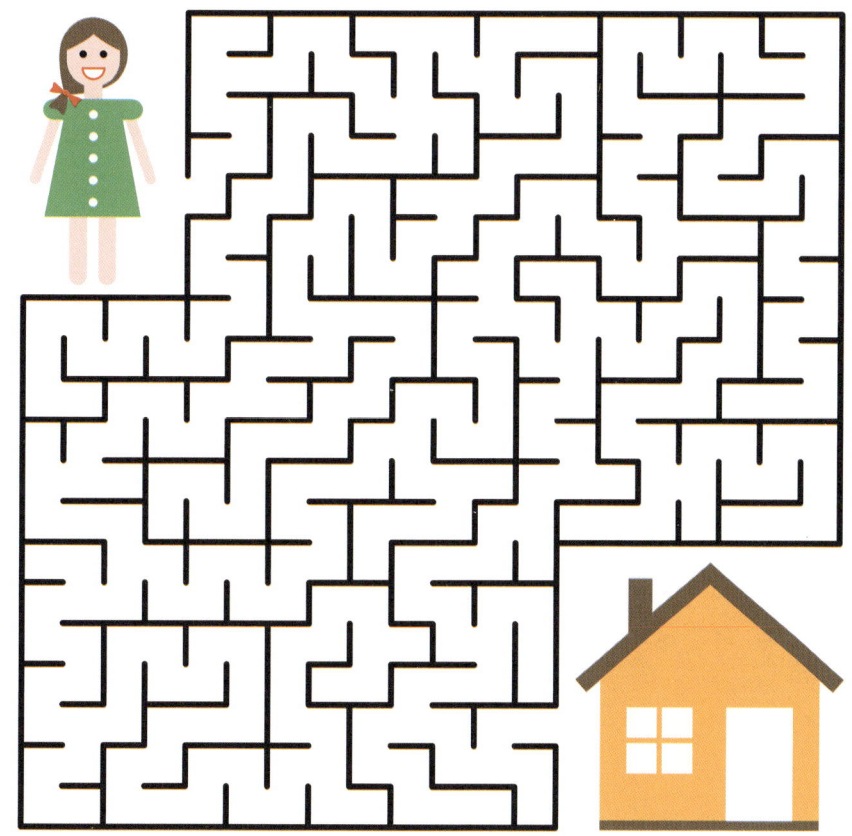

예시답안 참조

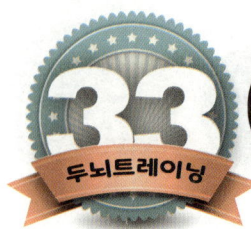

지난주 스케줄

지난주에 만났던 사람 이름과 장소 그리고 함께 한 일을 적어봅니다.

만난 사람 이름 :

만난 장소 :

만나서 함께 한 일 :

[예시답안]

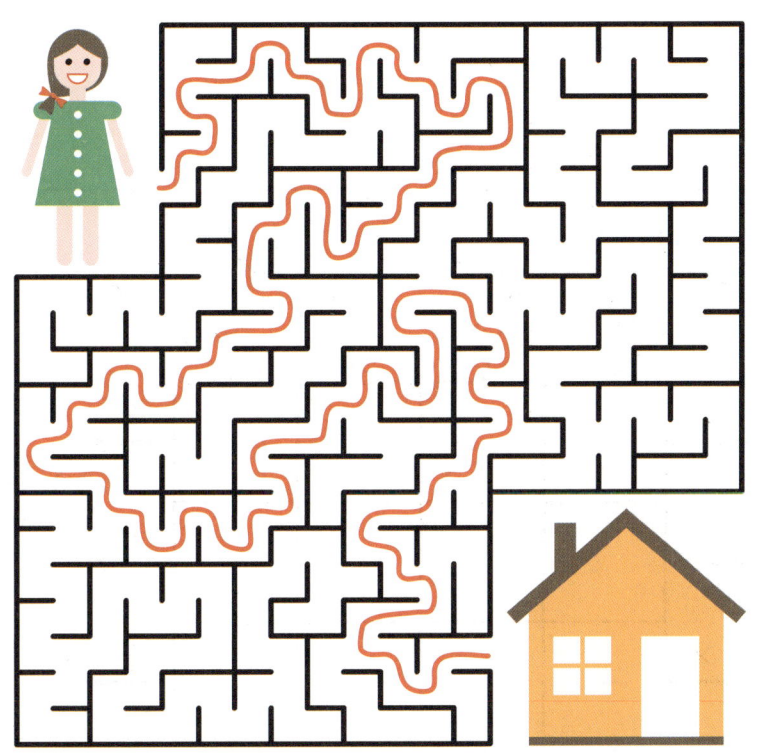

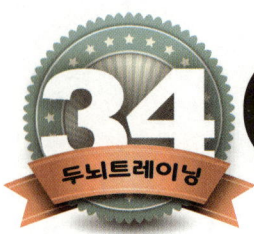

날짜 시간 덧셈 곱셈

지남력
연산능력
작업기억력

_____ 년　월　일

현재 날짜와 시각을 사용하여 '날짜 시간 덧셈 곱셈' 활동을 합니다.
계산한 뒤, 계산기로 정답을 확인합니다.

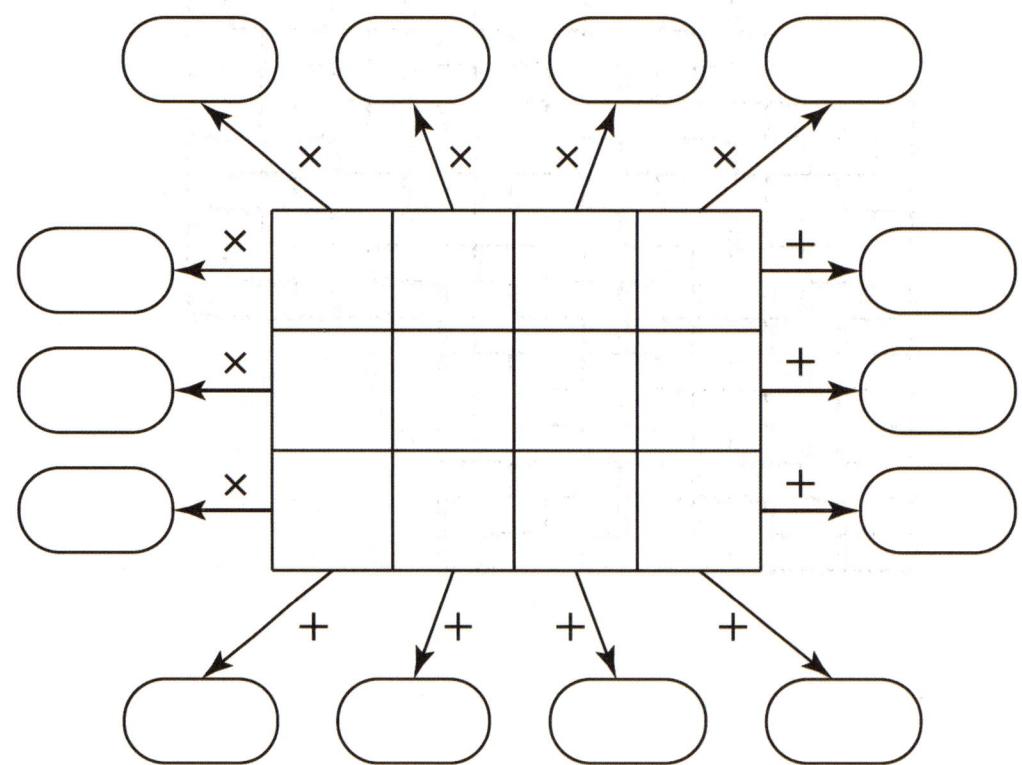

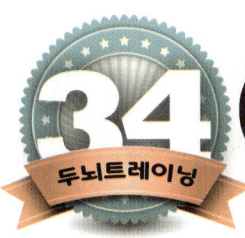

수수께끼 연산

주의집중
추론기능
연산기능

왼쪽 물건의 개수가 몇 개일까요? 오른쪽 숫자에 연결합니다.

오이 1거리 •
붓 1동 •
조기 1두름 •
미역 1뭇 •
고등어 1손 •
바늘 1쌈 •

• 10개
• 50개
• 20개
• 2개
• 24개

물건의 개수로 바꾸어서 다음의 식들을 계산합니다.

오이 2거리 x 붓 2동 =

조기 3두름 − 바늘 2쌈 =

고등어 2손 x 미역 1뭇 =

붓 3동 + 바늘 1쌈 =

예시답안 참조

155

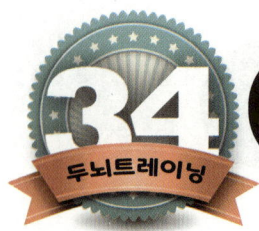

마음을 위한 보약

주의집중
언어이해
소근육운동

문장을 천천히 읽고 글자를 따라 써 봅니다.

사람들이 나를 정중하게 대해야 한다고 생각한다면 무엇보다 나 스스로 먼저 다른 사람을 정중히 대해 주어야겠습니다.

출처: 명심보감

위의 글을 그대로 다시 적어봅니다.

[예시답안]

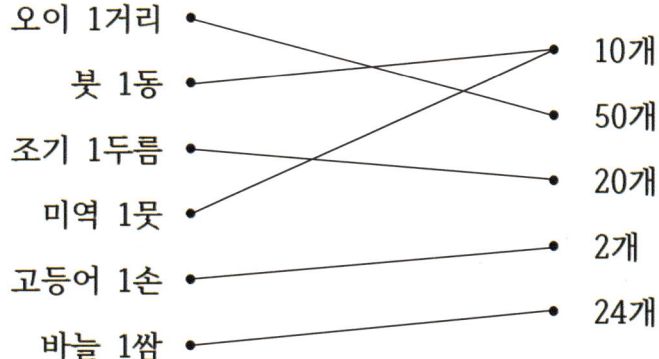

오이 2거리 x 붓 2동 = 2000

조기 3두름 - 바늘 2쌈 = 12

고등어 2손 x 미역 1뭇 = 40

붓 3동 + 바늘 1쌈 = 54

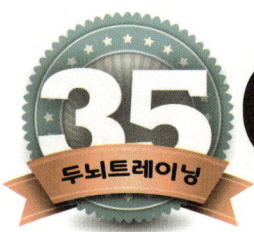

날짜 시간 덧셈 곱셈

지남력
연산능력
작업기억력

_____ 년   월   일

현재 날짜와 시각을 사용하여 '날짜 시간 덧셈 곱셈' 활동을 합니다.
계산한 뒤, 계산기로 정답을 확인합니다.

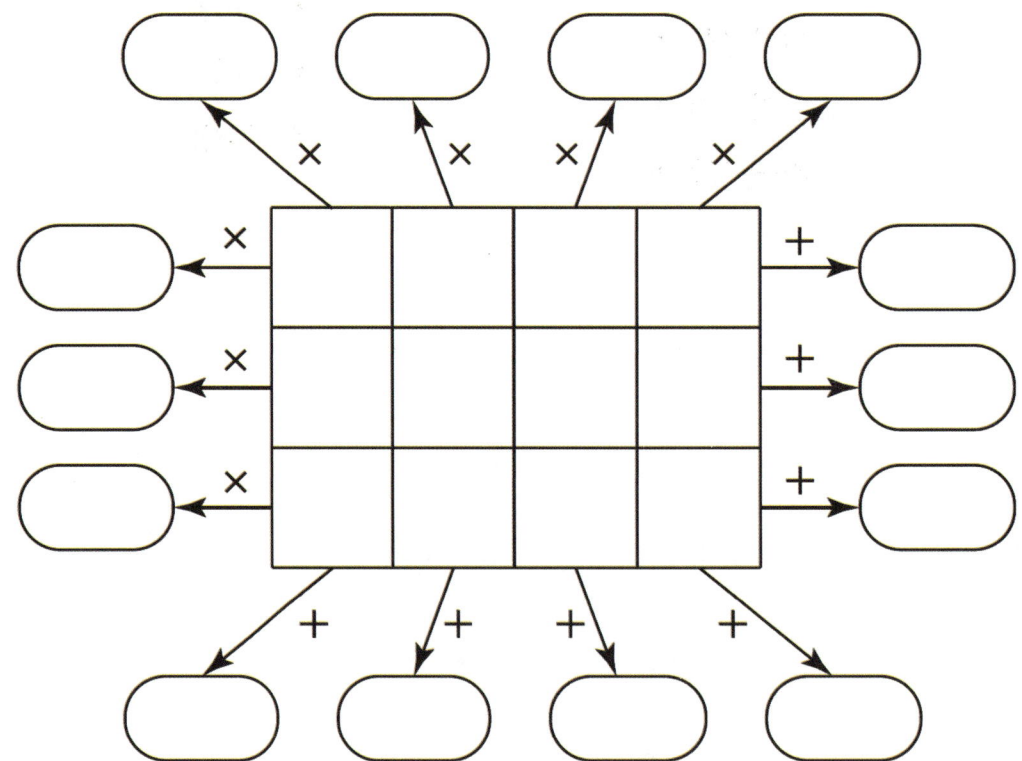

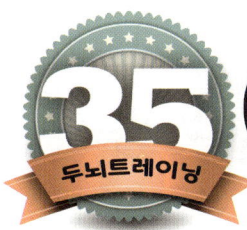

글 속의 도형 찾기

주의집중
언어이해
기억력

아래 글을 읽으면서 글자 '이'를 찾아 동그라미를 하고, 동그라미 4개씩 이어서 사각형을 여러 개 만들어 봅니다.

치매증후군

우리는 치매를 하나의 병이라고 생각한다. 하지만 치매는 모든 사람들이 다 똑같지 않다. 우리가 '치매'라고 할 때는 하나의 질병을 말하는 것이 아니라 여러 가지 경우들을 통칭해서 말하는 것이다. 의학 용어를 사용한다면 치매는 다양한 증상들의 집합인 '증후군'에 해당한다.

치매 원인 질환으로는 우선 퇴행성 뇌질환과 관련한 알쯔하이머병, 루이체치매, 전두측두엽치매, 파킨슨병치매, 기타퇴행성뇌질환 등이 있으며, 뇌혈관성 질환과 관련된 혈관성치매, 갑상선기능저하증 등의 대사성질환, 비타민B12결핍증 등의 결핍성질환, 알코올중독 등의 중독성질환, 뇌염 등의 감염성질환, 경막하혈종 등의 두부외상, 그리고 우울증, 뇌종양, 뇌수두증 등 다양하다. 이중 가장 많은 것이 퇴행성 뇌질환의 일종인 '알쯔하이머병'과 뇌혈관성 질환과 관련되어 나타나는 '혈관성치매'이다. 알쯔하이머병은 치매를 일으키는 가장 흔한 퇴행성뇌질환으로 1907년 독일의 정신과의사인 알로이스알쯔하이머(Alois Alzheimer) 박사에 의해 최초로 보고되었다. 혈관성치매는 뇌혈관질환에 의해 뇌조직이 손상되어 치매가 발생하는 경우로, 혈관성치매를 일으키는 뇌혈관질환에는 뇌혈관이 좁아지거나 막혀서 나타나는 허혈성뇌혈관질환과 뇌혈관의 파열로 인해 출혈이 발생하는 출혈성 뇌혈관질환이 있다.

이런 다양한 치매 원인 질환에서 우리가 주목해야 할 점은 이들 중 상당수가 원인 질환을 치료하면 증상이 개선될 뿐만 아니라 완치도 가능하다는 점이다. 연구에 따라 다소 차이를 보이기는 하지만 이렇게 완치 가능한 가역성치매는 전체 치매의 약 10~15%를 차지한다고 한다. 완치가 가능한 대표적인 치매 원인 질환으로는 갑상선질환(갑상선기능저하증)을 비롯한 대사성질환, 비타민B12 또는 엽산 결핍 등의 결핍성질환, 정상압뇌수두증, 경막하혈종, 뇌종양, 우울증 등이다. 이러한 치료 가능한 치매의 예후는 상당 부분이 조기 치료에 의해 결정되기 때문에 치매 증상을 보일 때는 되도록 빨리 전문병원을 찾아 정확한 진단을 받는 것이 필요하다.

참고문헌:『치매 바로 알기』, 이동영, 서울특별시치매센터, 2011. 12.

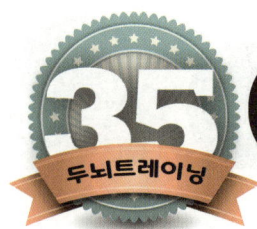

지난주 스케줄

지난주에 만났던 사람 이름과 장소 그리고 함께 한 일을 적어봅니다.

만난 사람 이름 :

만난 장소 :

만나서 함께 한 일 :

NOTE

Week 8

36. 날짜 시간 덧셈 곱셈·숨은 글자 찾기·마음을 위한 보약
37. 날짜 시간 덧셈 곱셈·숫자 따라 미로 찾기·지난주 스케줄
38. 날짜 시간 덧셈 곱셈·사자성어 초성게임·마음을 위한 보약
39. 날짜 시간 덧셈 곱셈·종류별 개수 세기·지난주 스케줄
40. 날짜 시간 덧셈 곱셈·만다라 색칠하기·마음을 위한 보약

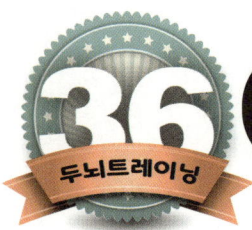

날짜 시간 덧셈 곱셈

지남력
연산능력
작업기억력

_____ 년   월   일

현재 날짜와 시각을 사용하여 '날짜 시간 덧셈 곱셈' 활동을 합니다.
계산한 뒤, 계산기로 정답을 확인합니다.

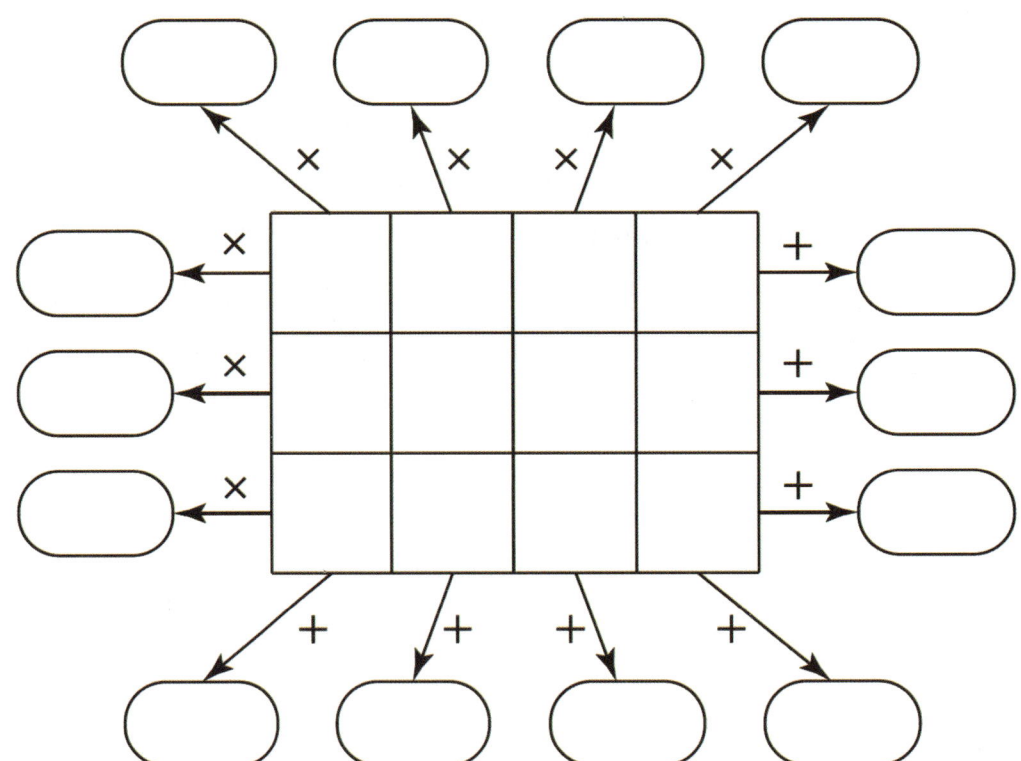

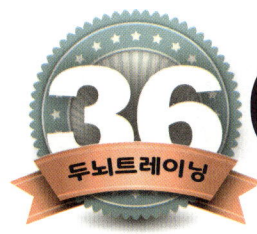

숨은 글자 찾기

주의집중
단어구성
문제해결

단어 퍼즐판에서 가로, 세로로 다음 단어들을 찾아봅니다.

| 물레바퀴 | 실사구시 | 명명백백 | 지진대비 | 형설지공 | 비상계단 |
| 금지옥엽 | 공공기관 | 물심양면 | 검진센터 | 소원성취 | 간단명료 |

정	형	외	금	토	물	레	바	퀴
리	설	가	지	진	대	비	목	화
검	지	화	옥	산	인	상	가	다
진	공	목	엽	나	상	계	상	조
센	일	요	수	루	간	단	명	료
터	기	가	금	구	일	우	명	소
물	심	양	면	문	무	과	백	원
화	공	공	기	관	리	구	백	성
수	지	모	실	사	구	시	금	취

예시답안 참조

165

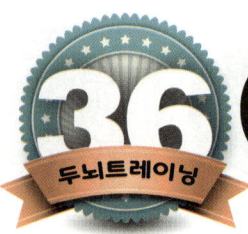

마음을 위한 보약

주의집중
언어이해
소근육운동

문장을 천천히 읽고 글자를 따라 써 봅니다.

무릇, 모든 아버지는 아들의 덕을 말하지 않아야 하고, 아들은 아버지의 허물을 다른 사람에게 말해서는 안 된다.

출처: 명심보감

위의 글을 그대로 다시 적어봅니다.

[예시답안]

정	형	외	금	토	물	레	바	퀴
리	설	가	지	진	대	비	목	화
검	지	화	옥	산	인	상	가	다
진	공	목	엽	나	상	계	상	조
센	일	요	수	루	간	단	명	료
터	기	가	금	구	일	우	명	소
물	심	양	면	문	무	과	백	원
화	공	공	기	관	리	구	백	성
수	지	모	실	사	구	시	금	취

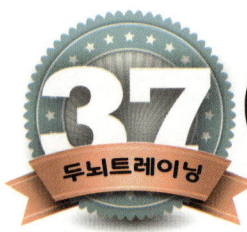

날짜 시간 덧셈 곱셈

지남력
연산능력
작업기억력

_____ 년 월 일

현재 날짜와 시각을 사용하여 '날짜 시간 덧셈 곱셈' 활동을 합니다.
계산한 뒤, 계산기로 정답을 확인합니다.

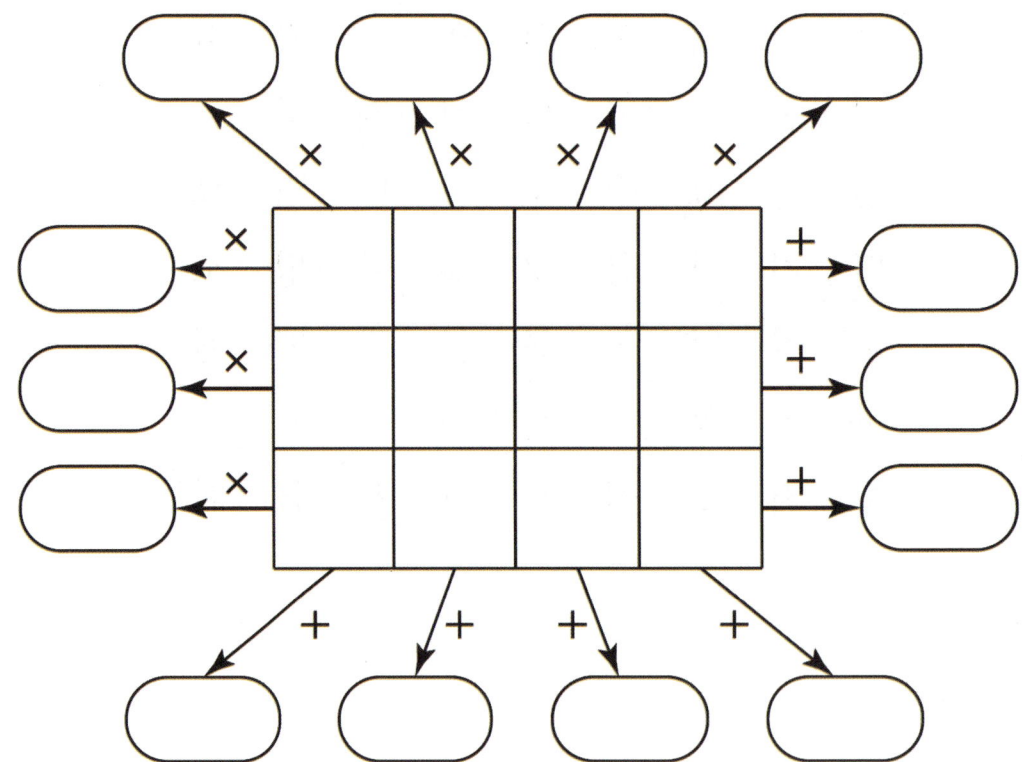

37 두뇌트레이닝

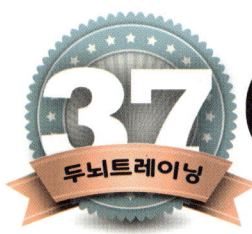

숫자 따라 미로 찾기

주의집중
기억력
문제해결

1에서 20까지 숫자를 순서대로 이어가며 길을 찾습니다. 다음 숫자를 찾아갈 때 미로의 출구를 향해 잘 나아갈 수 있도록 숫자를 선택합니다.

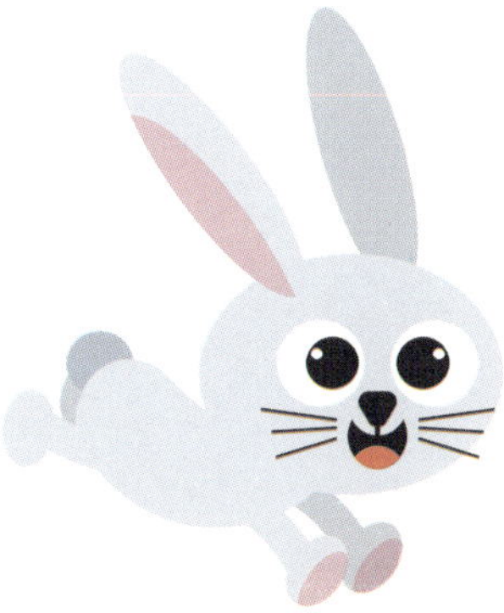

		1	2	4	5	2
		6	3	1	6	4
9	7	8	1	7	8	9
13	10	13	12	6	10	9
15	14	11	9	11	17	16
8	16	17	18	19	11	15
9	20	17	19	20		
19	13	12	15	14		

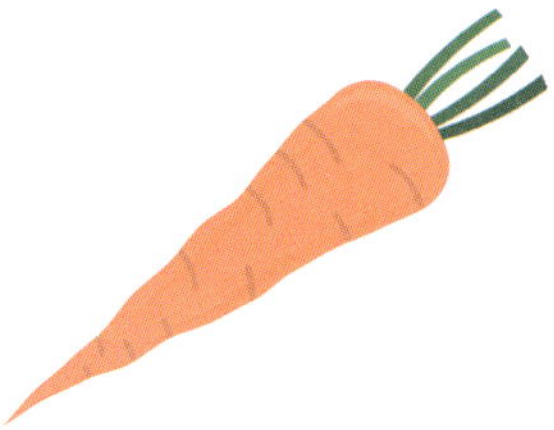

예시답안 참조

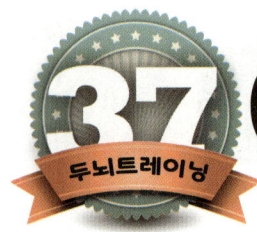

지난주 스케줄

기억력
지남력
언어표현

지난주에 만났던 사람 이름과 장소 그리고 함께 한 일을 적어봅니다.

만난 사람 이름 :

만난 장소 :

만나서 함께 한 일 :

[예시답안]

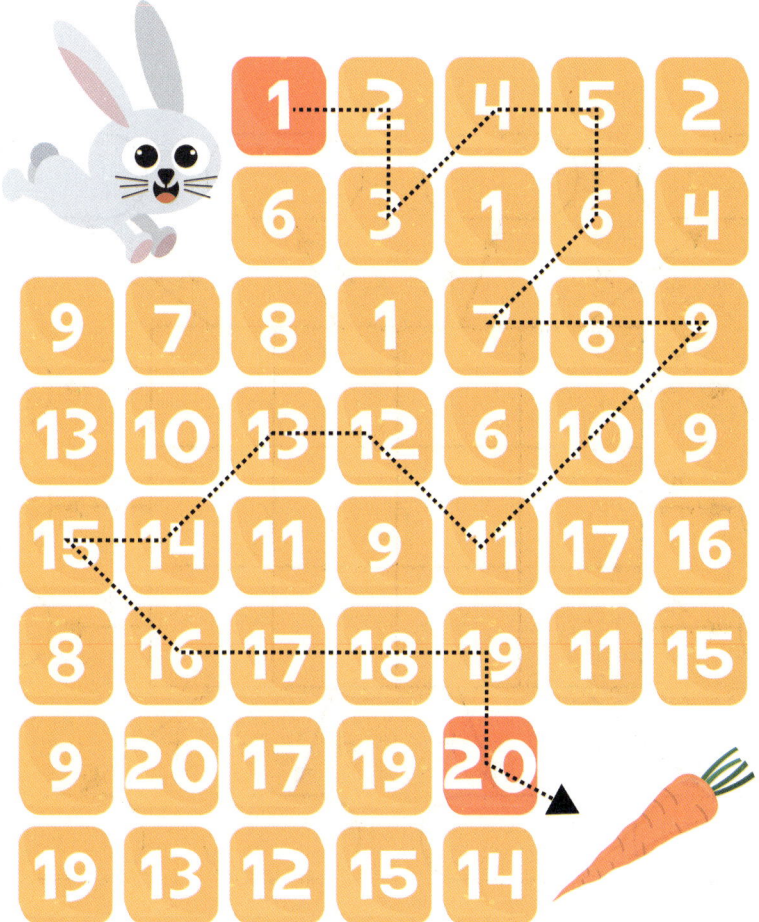

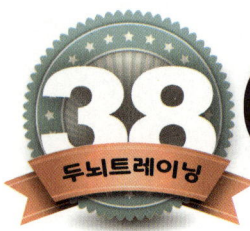

날짜 시간 덧셈 곱셈

_____ 년 ___ 월 ___ 일

현재 날짜와 시각을 사용하여 '날짜 시간 덧셈 곱셈' 활동을 합니다.
계산한 뒤, 계산기로 정답을 확인합니다.

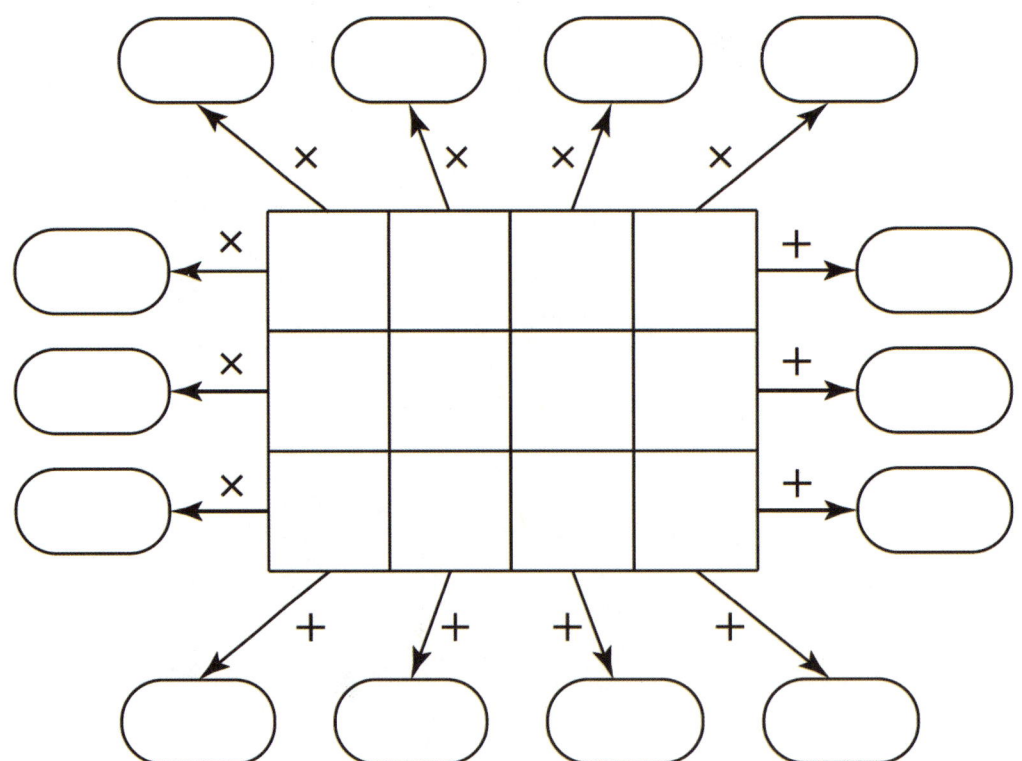

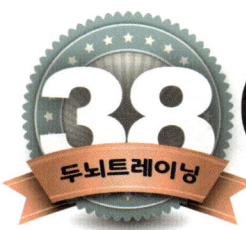

사자성어 초성게임

주의집중 연상기능 언어이해

주어진 의미와 힌트로 주어진 초성에 맞는 사자성어를 보기에서 찾아 적어봅니다.

감탄고토(甘吞苦吐)	간담상조(肝膽相照)
사면초가(四面楚歌)	단금지계(斷金之契)
다사제제(多士濟濟)	박물군자(博物君子)

1. 훌륭한 인재가 많다.
   ㄷㅅㅈㅈ

2. 사면이 모두 적에게 포위되거나, 누구의 지지나 도움도 받을 수 없어 고립된 상태이다.
   ㅅㅁㅊㄱ

3. 사리의 옳고 그름에는 관계없이 자기 비위에 맞으면 좋아하고 그렇지 않으면 싫어한다.
   ㄱㅌㄱㅌ

예시답안 참조

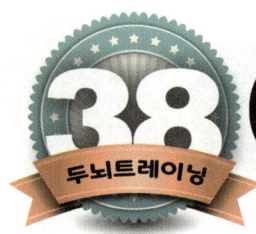

마음을 위한 보약

주의집중
언어이해
소근육운동

문장을 천천히 읽고 글자를 따라 써 봅니다.

몸이 닳도록 선(善)을 행하더라고 선은 여전히 부족하고, 단 하루 악(惡)을 행하더라고 악은 저절로 남음이 있다.

출처: 명심보감

위의 글을 그대로 다시 적어봅니다.

___

___

___

___

[예시답안]

1. 훌륭한 인재가 많다.
   ㄷㅅㅈㅈ

   # 다사제제(多士濟濟)

2. 사면이 모두 적에게 포위되거나, 누구의 지지나 도움도 받을 수 없어 고립된 상태이다.
   ㅅㅁㅊㄱ

   # 사면초가(四面楚歌)

3. 사리의 옳고 그름에는 관계없이 자기 비위에 맞으면 좋아하고 그렇지 않으면 싫어한다.
   ㄱㅌㄱㅌ

   # 감탄고토(甘呑苦吐)

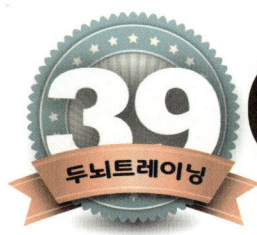

날짜 시간 덧셈 곱셈

지남력
연산능력
작업기억력

_____ 년   월   일

현재 날짜와 시각을 사용하여 '날짜 시간 덧셈 곱셈' 활동을 합니다.
계산한 뒤, 계산기로 정답을 확인합니다.

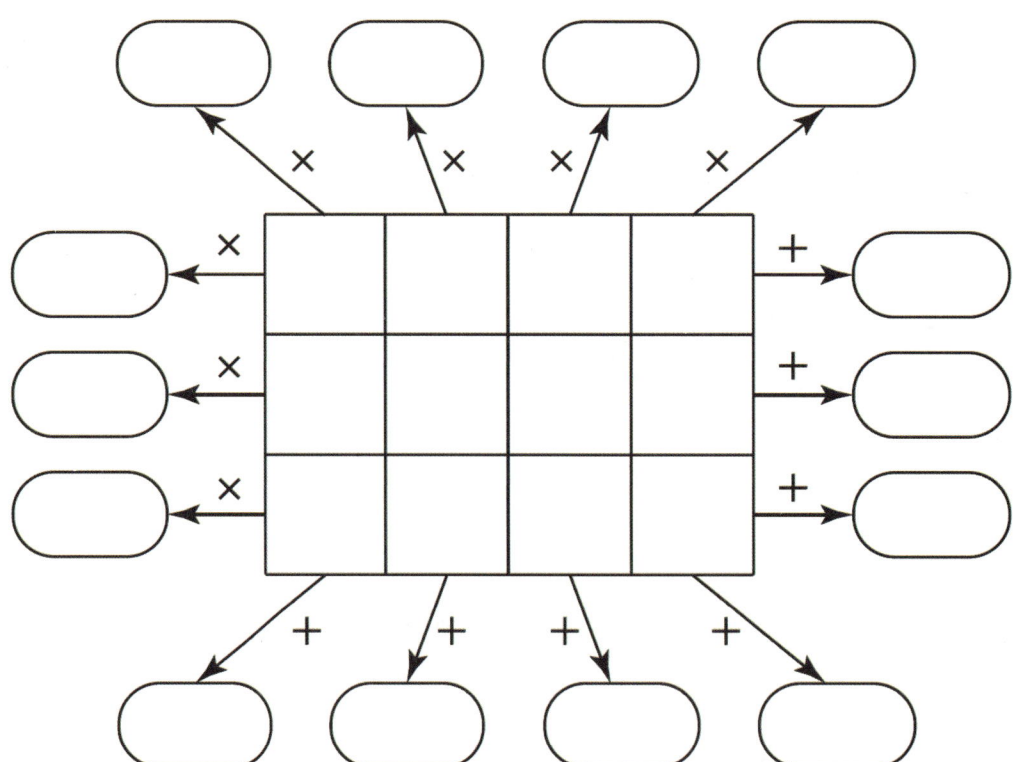

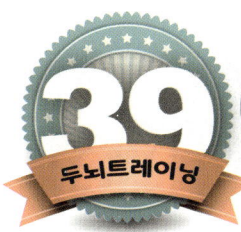

종류별 개수 세기

주의집중
시지각
문제해결

고래의 종류별로 개수를 세어 빈칸에 적습니다.

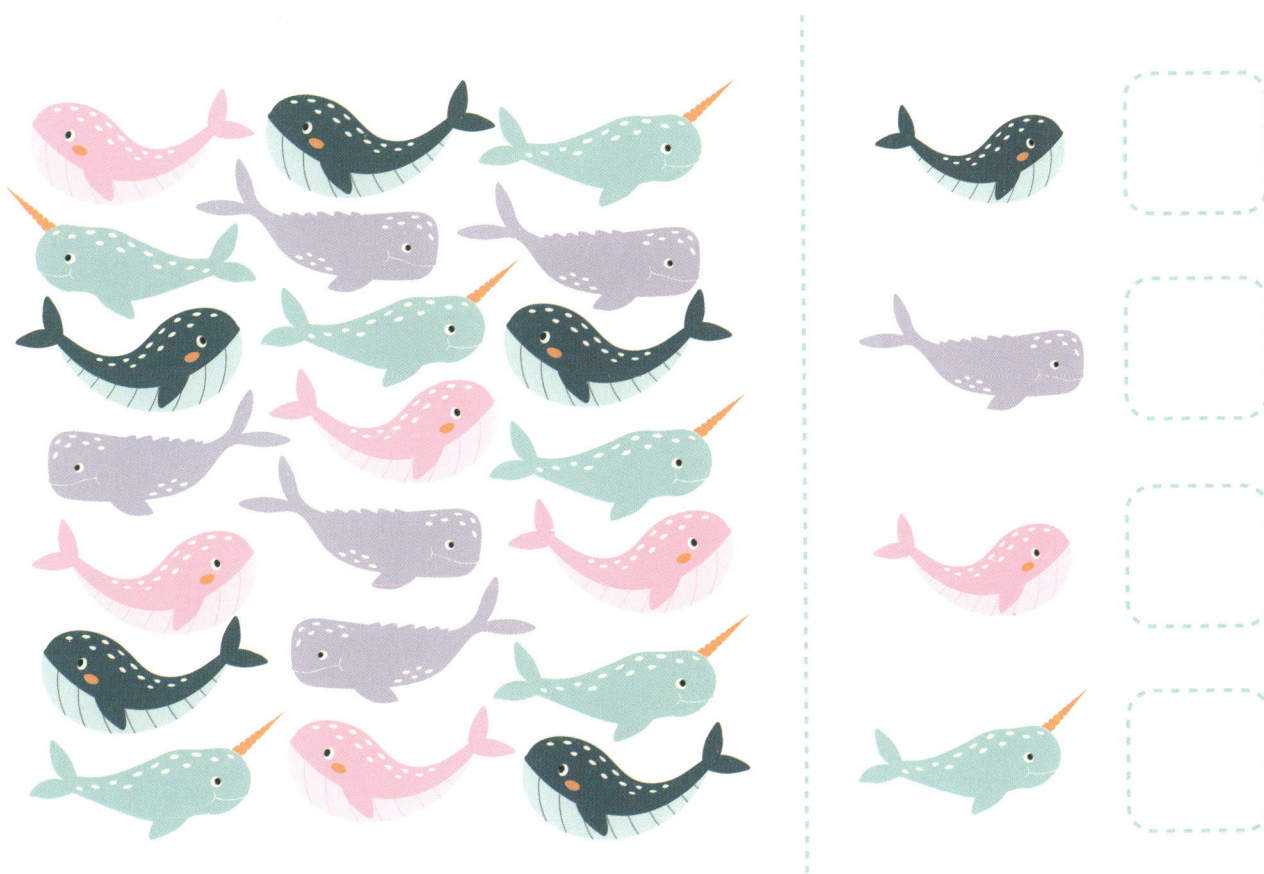

예시답안 참조

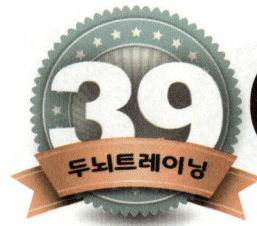

지난주 스케줄

지난주에 만났던 사람 이름과 장소 그리고 함께 한 일을 적어봅니다.

만난 사람 이름 :

만난 장소 :

만나서 함께 한 일 :

[예시답안]

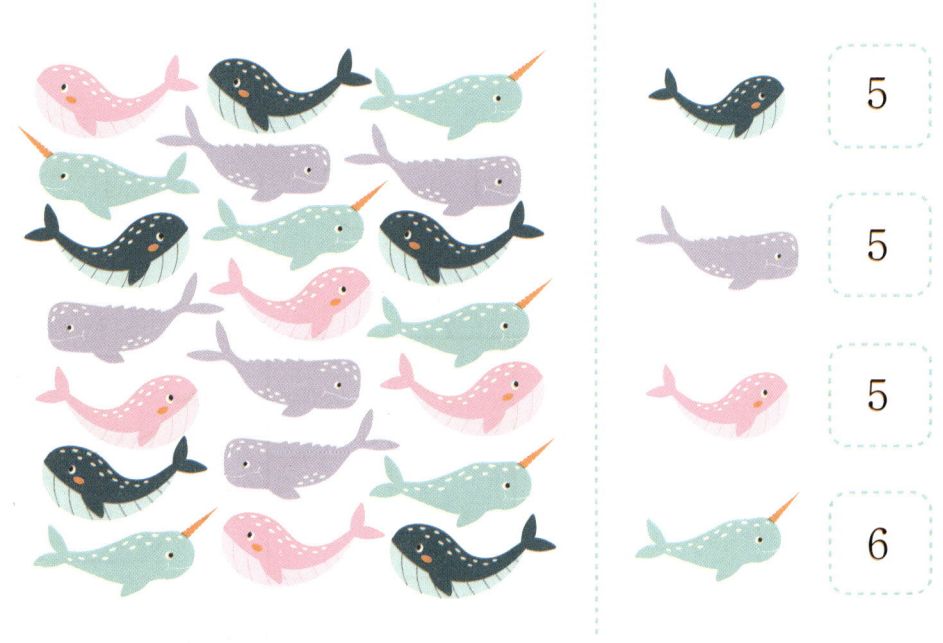

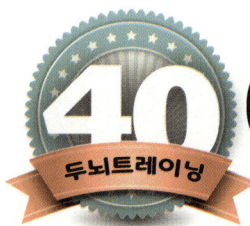

날짜 시간 덧셈 곱셈

지남력
연산능력
작업기억력

_____ 년   월   일

현재 날짜와 시각을 사용하여 '날짜 시간 덧셈 곱셈' 활동을 합니다.
계산한 뒤, 계산기로 정답을 확인합니다.

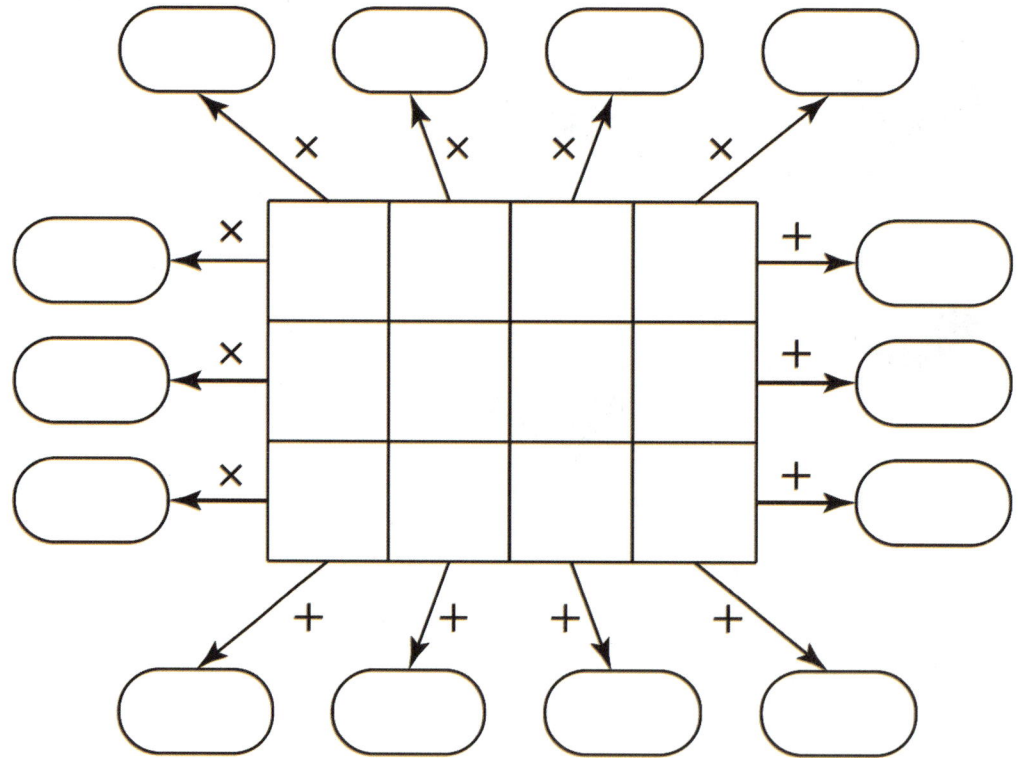

180

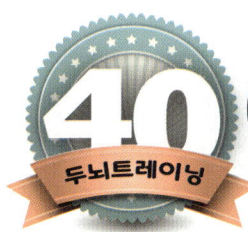

만다라 색칠하기

주의집중
소근육운동
언어표현

다음의 그림을 예쁘게 색칠하고 완성된 그림에 제목을 붙입니다.

제 목 :

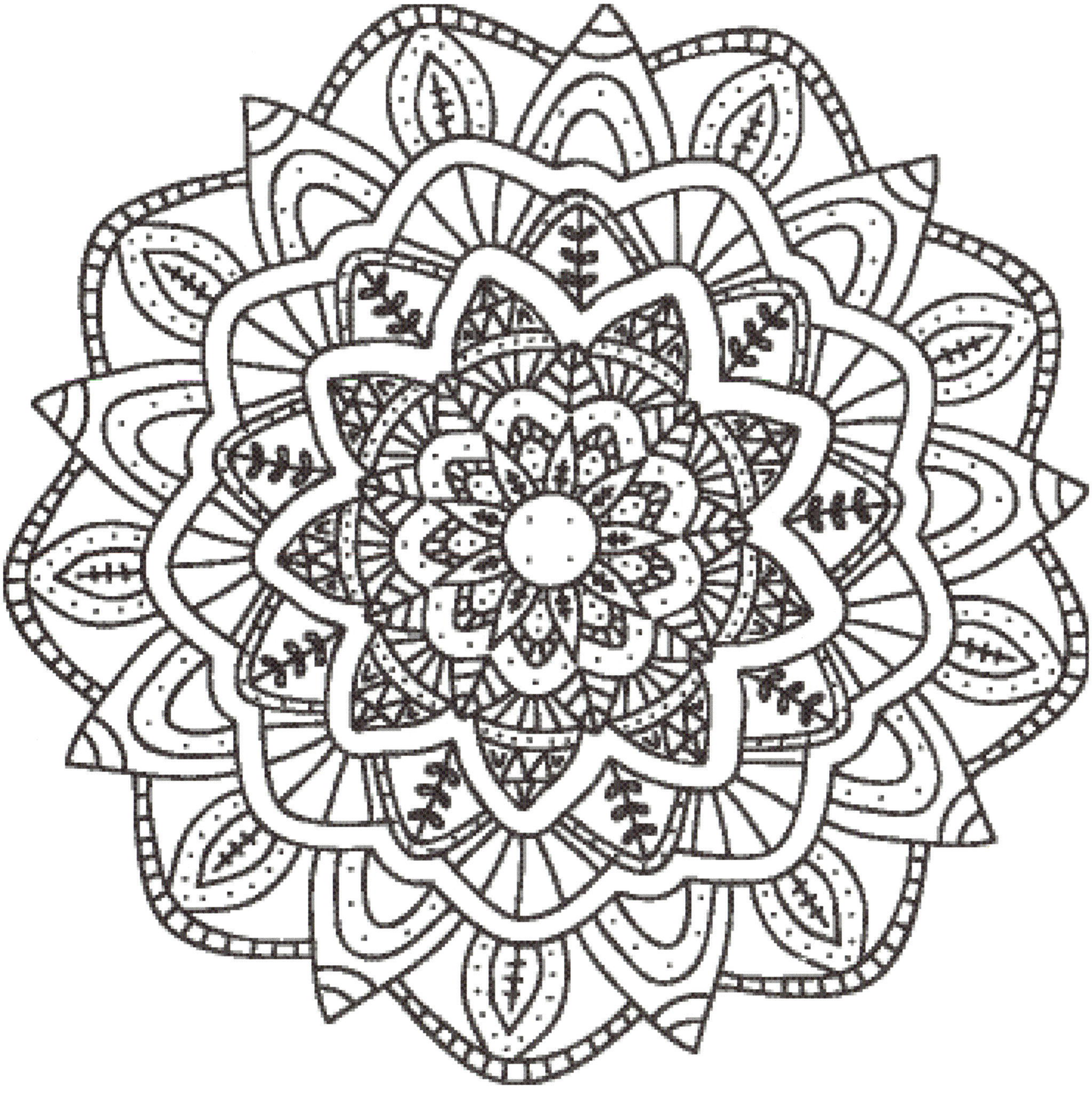

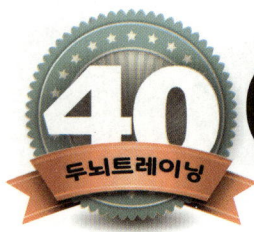

마음을 위한 보약

주의집중
언어이해
소근육운동

문장을 천천히 읽고 글자를 따라 써 봅니다.

오이씨를 심으면 오이를 얻고, 콩을 심으면 콩을 얻는다. 하늘의 그물은 넓어서 보이지 않으나 새지는 않는다.

출처: 명심보감

위의 글을 그대로 다시 적어봅니다.

_____

_____

_____

_____

NOTE

NOTE